肿瘤患者
合并病毒感染的护理

ZHONGLIU HUANZHE
HEBING BINGDU GANRAN DE HULI

U0209317

四川省肿瘤医院　编著

四川科学技术出版社

图书在版编目（CIP）数据

肿瘤患者合并病毒感染的护理 / 四川省肿瘤医院编
著. –– 成都 : 四川科学技术出版社, 2023.7
（肿瘤合并病毒感染问答丛书）
ISBN 978-7-5727-1009-4

Ⅰ.①肿… Ⅱ.①四… Ⅲ.①肿瘤—病人—病毒病—
感染—护理 Ⅳ.①R473.73②R473.51

中国国家版本馆CIP数据核字(2023)第111189号

肿瘤合并病毒感染问答丛书
肿瘤患者合并病毒感染的护理

四川省肿瘤医院 / 编著

出 品 人　　程佳月
策划编辑　　肖　伊
责任编辑　　李　栎
责任校对　　王天芳
制　　作　　成都华桐美术设计有限公司
责任出版　　欧晓春
出版发行　　四川科学技术出版社
地　　址　　四川省成都市锦江区三色路238号新华之星A座
　　　　　　传真：028-86361756　邮政编码：610023
成品尺寸　　130mm×184mm
印　　张　　3.75　　字　数　81千
印　　刷　　四川机投印务有限公司
版　　次　　2023年7月第1版
印　　次　　2023年7月第1次印刷
定　　价　　28.00元
ISBN 978-7-5727-1009-4

从2019年底至今，我国整体对新型冠状病毒①感染的控制卓有成效，但因病毒仍在不断变异，故其相关危害仍然存在。在病毒感染人群中，由于肿瘤患者本身免疫功能低下，加之接受放化疗、手术等抗肿瘤治疗引起的免疫抑制，导致肿瘤患者更易感染病毒，并且肿瘤患者一旦感染病毒，可能会使肿瘤病情变得复杂化，故肿瘤专科医院面对病毒传播带来的挑战，仍需做好相关防控工作，不可松懈。

为此，自2023年1月初，由我院临床科室、护理部、医院感染管理科、药学部、营养科等近150名专家组成了"肿瘤合并病毒感染问答丛书"编写组和各分册编写小组。首先，本丛书编写组成员先后多次讨论制订了本丛书的编写框架，确定了各成员所要撰写的分册内容及编写格式要求；其次，各分册编写小组按照框架完成了各分册初稿；再其次，各分册编写小组多次讨论、修改完善并交叉审核；最后，由本丛书编写组反复核对、校稿，完成本丛书相关图片的绘制，最终于2023年2月定稿并交付出版社。

本丛书包括5个分册：《病毒感染时期肿瘤专科医院的应急管理》《肿瘤患者合并病毒感染的医疗救治》《肿瘤患者合并病毒感染的护理》《肿瘤患者合并病毒感染的药事管理及临床用药》《肿

---

① 下文如无特殊说明，"病毒"均指新型冠状病毒。

瘤患者合并病毒感染的全程管理》，系统阐述了从病毒感染防控期间肿瘤专科医院的应急管理到肿瘤患者合并病毒感染的医疗救治、护理、药事管理及临床用药、全程管理等内容。

本丛书具有以下特点：

1.科学性。本丛书主要依据国际、国内发布的病毒感染诊疗指南、共识、方案等，确保其科学性、严谨性。

2.实用性。本丛书主要针对医院在防控病毒感染中所遇到的问题，是很多医院普遍存在的共性问题。本丛书将这些问题的解决方案进行充分总结并结合相关资料进行了提炼，因而具有较强的实用性。

3.可读性。本丛书采用问答的形式，简洁明了地回答读者所关心的问题，并结合图片、表格、案例等，形象生动地进行阐述，具有较好的可读性。

本丛书可供肿瘤专科医院医务人员和管理人员阅读，也可供其他专科、综合医院医务人员和管理人员参考。希望本丛书的出版，能够为肿瘤合并病毒感染患者的管理提供参考和建议。由于编者水平有限，丛书中难免有疏漏之处，敬请各位读者批评指正。

最后，在本丛书付梓出版之际，特对参与本丛书编写和对本丛书编写提出宝贵建议的各位专家、同行表示衷心的感谢！

编　者

2023年5月

目录

护理管理篇

重 症 监 护 室 篇

放化疗篇

支 持 治 疗 篇

护理管理篇

👨‍⚕️ **问题1：特殊时期肿瘤医院/肿瘤科护理人力资源配置要点有哪些？**

特殊时期，医院可根据情况统筹人员调度，特别是保障重症监护室（ICU）、发热门诊、缓冲病区等重点区域的护理人力资源配备到位，各科室务必服从医院调配。医院可根据实际情况及时召回退休护理人员、非必要外派人员，不再安排护理人员承担社会面病毒核酸采样任务。护理部应充分发挥核心高级临床专家的指导作用；利用专科护士和护理组长的优势，在危重型患者管理上起到更有力的支持作用。同时护理部可建立"机动库护士人力储备"制度，每日安排固定数护士作为机动人员，为突发事件处理做足准备。

👨‍⚕️ **问题2：在病毒感染背景下，肿瘤医院/肿瘤科护理管理该如何调整组织构架？**

护理部作为医疗机构的业务部门，护理人员分布于全院不同科室。在病毒感染疫情背景下，为规避临床医疗护理运行中任务变化快、信息不准确、政策不明确、资源不充分、秩序不稳定的问题，护理管理组织架构在原有的"分管院领导—护理部—科护士长/护士长"的基础上，应结合应对病毒感染疫情应急指挥部的统一领导，构建应急管理指挥体系，形成指挥、组织、执行三级管理构架，明确各方责任，分级管理，分工协作。

问题3：在病毒感染背景下，肿瘤医院/肿瘤科护理交接班要点有哪些？

（1）交班前应完成本班工作，并为下一班做好准备工作。

（2）交接班包括书面、口头及床旁交接班。床旁交接时，护理人员应整齐穿戴医用防护口罩（N95口罩）、隔离衣、帽子等防护用品。

（3）清楚交接一般肿瘤患者和肿瘤合并病毒感染患者数量等基本信息，清点相关药物和器械等。

（4）交接班准时、内容正确，未交接清楚不得离开岗位。

（5）交接班双方严格执行十个"不交不接"制度。

一是防护用品穿戴不整齐不交不接；

二是本班工作未完成不交不接；

三是各种导管不通畅不交不接；

四是患者病情与交班描述不符不交不接；

五是患者目前治疗与交班内容不符不交不接；

六是危重型患者护理不到位不交不接；

七是下一班准备工作未做好不交不接；

八是医疗器械、防护物资不齐不交不接；

九是抢救物品不齐不交不接；

十是治疗室、办公室不整齐不交不接。

问题4：在病毒感染背景下，肿瘤患者护理健康教育制度有哪些？

1）健康教育方式。包括个别指导、集体讲解、患者教育会、宣传栏、播放视听教材等。

2）健康教育内容。

（1）入院教育。①告知患者医院住院期间应享有的权利和义务；②指导患者熟悉病区的生活环境，如病床、被服物资情况及其他常用设施的使用；③告知患者医院规章制度，住院期间不得擅自更换床位和离院等；④指导患者掌握标本留取、常规检查要点及用药常识；⑤告知患者在住院期间遵守疫情防控相关要求；⑥告知陪护管理要求。

（2）住院期间教育。①评估患者及家属对健康教育的接受程度，采取适当的教育方式；②讲解病毒感染的一般常识、药物指导、诊疗配合要点；③指导患者相关抗肿瘤治疗的时间和方式；④心理卫生教育。

（3）病毒核酸检测前的教育。告知患者检查的目的、注意事项及检查时的配合要点。

（4）出院教育。①出院后病毒感染期间的防控要点，期间患者如有需要，护理人员可告知患者继续用药的有关事项；②病毒感染期间的饮食、活动、休息的要求及注意事项；③病毒感染期间自身心理调节的方法和重要性；④抗肿瘤治疗的复查、就诊安排。

👨‍⚕️ 问题5：在病毒感染背景下，肿瘤医院/肿瘤科护理人员工作内容和要点有哪些？

（1）病区护理工作实行护士长负责制，护士长在护理部、科护士长、科主任领导下，全面负责病区的护理管理工作。

（2）护理人员必须按疫情防控要求着装，佩戴工作牌上岗。指派专人管理并对医务人员的防护着装进行督导和质控。

（3）病区成立护理质量与安全、护理教学管理小组，除开展常规的临床和教学活动外，定期讨论病毒感染者的管理缺陷。定期召开医患沟通会，对患者或者陪护人员进行健康宣教，并征求患者意见，改进病房工作。

（4）建立病区安全管理措施及紧急情况下的应急预案、护理工作流程和操作规范，并有效落实，保障患者安全。

（5）保持病房整洁、舒适、安全、安静，不大声喧哗，避免噪声，护士不宜在执行治疗和护理操作时接听电话。

（6）病房按医院要求统一设施、标识标牌，室内物品和床位要摆放整齐，位置固定。缓冲病房配备相应的防护用品及工作指引。

（7）患者需穿医院病员服，备必要的生活用品。多余物品尽量不放在病房内，保持整洁。出院时清点回收被服。将肿瘤合并病毒感染者安排至缓冲病房或独立的病区。

（8）加强病区安全管理，保持病区走廊、各出入口及消防通道通畅，病房内禁止吸烟，禁止使用电炉、明火，禁止私搭电线，保障病房安全。

😷 问题6：在"乙类乙管"背景下，肿瘤医院/肿瘤科护理人员培训内容有哪些建议？

（1）"乙类乙管"实施背景。介绍病毒感染由"乙类甲管"调整为"乙类乙管"的背景情况，特别是对三年来疫情防控重要成果经验、当前病毒特点、疫情形势、疫苗接种、医疗资源准备等进行详细解读，充分说明对病毒感染实施"乙类乙管"的科学性和必要性。

（2）应对准备措施。重点培训疫苗接种、药物储备、医疗资源准备、分级分类诊疗等健康宣教内容，针对无症状感染的肿瘤患者、轻型和中型感染症状的肿瘤患者、重型至危重型病毒感染患者的就诊时间、就诊方式、就诊要求进行重点培训。

（3）防控措施。重点培训对病毒感染实施"乙类乙管"后防控措施调整情况，包括检测策略、疫情监测、宣传引导及重点人群、重点机构、重点场所防控等措施调整依据。

（4）护理人员心理建设培训。（略）

问题7：在病毒感染背景下，肿瘤医院/肿瘤科人文护理实施要点有哪些？

1）护士人文关怀能力培训

（1）学习护士人文修养相关课程。

（2）理论联系实践。评估护士对人文护理掌握情况，护士应熟悉护患关系的特点、内容和模式，分析在临床状况下与患者的沟通、交流技巧。

（3）开展人文护理分享，加强护士对人文护理的感悟。

2）实施多元化人文护理

（1）特殊肿瘤患者特殊照顾。如为食管癌术后营养不良的患者提供营养评估、制定并实施营养方案；为无陪护放射治疗（简称放疗）患者提供"一对一"照护；为特殊疾病患者提供特殊饮食指导等。

（2）分区域、分年龄、分性别提供病房。

（3）科普健康讲座。组织疾病专科医生、心理咨询师、营养科医生等为患者提供"一手抗癌症，一手抗疫情"的知识宣讲。

（4）防护知识讲解。指导患者正确佩戴、更换口罩，保持良好的呼吸道卫生习惯，讲解洗手的重要性以及七步洗手法的正确步骤。

（5）增强患者体质和免疫力。督促患者进行适量运动，如组织患者做韵律操、练习八段锦、打太极拳等，合理安排作息，避免过度疲劳。

问题8：在病毒感染背景下，开展肿瘤患者及陪护感染防控宣教要点有哪些？

入院前病区应安排专人对患者和陪护进行感染防控宣教：

（1）要求入院后患者及陪护自觉佩戴口罩。

（2）在院期间应避免探视，如需陪护人员，则需固定一人，除检查、治疗外不能让患者及陪护人员随意外出。

（3）住院期间不能串病房，与其他患者及家属保持一定距离，不要碰触其他患者及家属的物品和病床。

（4）告知咳嗽礼仪，咳嗽或者打喷嚏时应用纸巾或手肘内侧遮掩口鼻，接触呼吸道分泌物后应当及时使用流动水洗手。

（5）告知患者和陪护在院期间应勤洗手、勤洗脸、勤更衣，房间定时开窗通风。

（6）告知患者和陪护要配合护士监测体温和其他感染相关症状，若有发热、咳嗽、腹泻等不适，及时告知医护人员。

👨‍⚕️ 问题9：肿瘤患者病毒核酸检测阳性后，多久才能转阴？

在一般情况下需要7～14 d，具体转阴的时间要根据病情严重程度以及患者的身体素质判断。年龄较大的患者、病情重的患者及合并多种基础疾病的患者，病毒核酸转阴时间会延长。

👨‍⚕️ 问题10：肿瘤患者在病毒感染"阳康"后若出现"复阳"，还有传染性吗？

部分痊愈康复的病毒感染者在病毒核酸检测阴性后，在短时间内再次出现病毒核酸检测阳性，这种现象称为复阳。复阳现象比较少见，病毒感染者在复阳后，病毒载量低，传染性较低，造成进一步传染的可能性较低。

👨‍⚕️ 问题11：在病毒感染高发时期如何落实肿瘤外科治疗患者的陪护管理制度？

依据四川省应对新型冠状病毒感染肺炎疫情应急指挥部办公室印发的《普通病区管理制度》，住院患者一患一护。陪护率≤50%，原则上不更换不探视。对于需要手术治疗的肿瘤患者来说，他们的手术治疗一般都是3～4级手术，手术大、难度高、风险高，需要家属对手术风险的认可、知晓和对患者的陪伴，故陪护管理制度主要内容包括：

（1）医院制定允许陪护的人群标准包括行动不便者、认知障碍者、次日需手术患者、术后患者、未成年人、年龄大于70岁者、化疗当日患者。对于这些患者，医院会通过短信和医院公众平台做好公示，提前取得患者及家属的理解。

（2）医院根据各科室疾病特点，设定陪护率标准，实现医院的总体陪护率控制在≤50%，比如儿童肿瘤病区、脑外科陪护率偏高，可以是100%，肿瘤内科和放疗科是40%～50%，外科是50%～60%。

（3）病区发布办理陪护证所需证件的通知，以便家属提前准备资料，一般包括身份证号码、电话、大头照（以便人脸识别）。

（4）病区责任护士熟悉陪护证办理流程，并做好陪护管理重要性的宣传，取得患者的理解。

（5）病区加强宣传。陪护人员在院陪护期间应做好个人防护，全程正确佩戴口罩，在咳嗽、打喷嚏后，护理患者前后，准备食物前，用餐前，如厕后以及处理粪便及其他排泄物后，勤洗手，严禁在病区内串病房，避免交叉感染。

（6）陪护人员必须遵守医院规章制度，密切关注自身身体状况，如出现发热、咳嗽、乏力等症状，应立即告知本病区医护人员。

（7）住院患者及陪护人员除必要的检查、治疗外，不能离开病房，检查、治疗完立即返回病房，不到其他无关区域。

👨‍⚕️ **问题12**：肿瘤合并病毒感染患者术后出院指导包括哪些内容？

1）做好日常防护。出院后患者应居住在通风良好的单人房，减少与家人的近距离接触，居住房间应每日开窗通风2～3次，每次不少于30 min。痰液和口鼻分泌物用纸包好，丢弃于有盖垃圾箱。避免走亲访友和聚餐，减少到人员密集的公共场所。外出佩戴口罩，勤洗手，随时做好手卫生。

2）呼吸功能训练。继续进行缩唇呼吸、腹式呼吸、呼吸康复操锻炼。

3）躯体功能训练。病毒感染后长期住院或居家养病会导致肌肉力量和耐力的明显下降。锻炼对恢复力量和耐力非常重要，但需要在安全的前提下进行，且一定要循序渐进。

（1）有氧运动。针对患者合并的基础疾病和遗留功能障碍问题制定有氧运动处方，包括踏步、慢走、快走、慢跑、游泳、打太极拳、练习八段锦等运动形式。以运动后第二天不出现疲劳的运动强度为宜，从低强度开始，循序渐进，每次20～30 min，每周3～5次。对于容易疲劳的患者可采取间歇运动形式进行。餐后1 h开始。

（2）力量训练。使用沙袋、哑铃、弹力带或瓶装水等进行渐进抗阻训练，每组15～20个动作，每天1～2组，每周3～5 d。

4）疲劳管理。疲劳是恢复期患者最常报告的导致虚弱的症状，通常被描述为一种全面的身体和精神疲倦感，分为身体疲劳（全身感到沉重，即使是小的动作也要耗费巨大体力）和精神疲劳（难以思考、集中注意力或接受新信息，记忆和学习受到影响）。针对身体和精神的疲劳，建议患者作息规律、适度运动，保持充足睡眠，避免长期卧床和剧烈运动。

5）营养管理。患者出院后仍需加强营养，在恢复期保证充足的营养，合理的膳食搭配，多饮水，应选择富含蛋白质的食物，如各种豆类、鱼、蛋和瘦肉、适量新鲜蔬菜和水果，保证营养均衡。

6）用药观察。患者出院后，医生会开具一些药物，需要继续治疗，一定要遵医嘱定时服用，并仔细阅读各类药物的说明书，如果出现了药物不良反应，需立即就医。

7）按时复查。遵照出院证上的复诊要求及时到手术医院复查。如果出现病毒感染症状，可就近就诊。

问题13：肿瘤合并病毒感染患者术后随访的重点是什么？

随访重点包括肿瘤性疾病术后专科症状、体征，术后功能恢复情况，体重变化，进食种类和进食量；病毒感染后鼻塞、咳嗽、肌肉痛、味觉改变情况等；观察药物副作用；对医院和病区的满意度进行调查。

问题14：门诊放疗肿瘤合并病毒感染患者如何进行居家管理？

（1）症状自我监测。观察有无发热、咽干、咽痛、流涕、鼻塞、咳嗽、喘憋、气短或呼吸困难、腹泻、嗅觉和味觉改变，食欲有无明显下降，大小便有无异常等；肺癌患者、心血管疾病患者、糖尿病患者分别需要监测呼吸、心率和血糖水平。

（2）抗原自测。（略）

（3）居家隔离要求。患者居住于单独、能通风、有独立卫生间的房间；备体温计、纸巾、口罩、一次性手套、消毒用品、带盖的垃圾桶；尽可能减少与家人的接触。

（4）饮食。能量充足，保证蛋白质和必需脂肪酸的摄入，多吃新鲜蔬菜和水果。不建议有心血管疾病的患者过多饮水。除日常饮食外，每日的饮水量应控制在500～1 000 mL。如体温持续＞38℃，饮水量可再酌情增加300～500 mL/d。

（5）环境消毒。开窗通风，物品表面使用乙醇或含氯消毒剂擦拭，餐具可煮沸15 min消毒。

（6）预防传播。减少陪护人员，陪护人员做好个人防护。

（7）药物使用。遵医嘱使用药物，注意药物之间的相互作用和"叠加"效果，减少药物不良反应。

（8）休息和活动。

（9）心理护理。关注有无焦虑、抑郁。

（10）门诊放疗患者出现以下情况需紧急入院。呼吸困难或呼吸频率明显增快，外周血氧饱和度（SpO$_2$）≤93%时，特别是非肺恶性肿瘤患者；经药物治疗后体温仍持续＞38.5 ℃，持续2 d以上；原有肿瘤症状在病毒感染后明显加重，如出血、疼痛、心慌等，通过现有的药物治疗方案不能控制或改善；出现意识障碍、持续腹泻或呕吐等情况。

问题15：病毒感染痊愈后的肿瘤患者，在接受抗肿瘤治疗后如何进行居家护理？

（1）患者居家期间应加强营养，根据自身情况少食多餐，选择易消化、合胃口的食物，控制食量，食物种类尽量丰富，以谷类为主，推荐摄入能量20 ~ 30 kcal[①]/（kg·d）、蛋白质1 ~ 1.5 g（kg·d），至少保持50%能量来自优质蛋白质。避免食用刺激性食物，不吃冰冷或过热食物。

（2）适当运动，循序渐进、量力而行，可通过音乐疗法、肌肉放松等行为训练进行放松，还可以练习八段锦、打太极拳等室内运动，切忌剧烈运动。

（3）对出现药物不良反应，如呕吐、腹泻等轻症者可尝试口服止吐、止泻药物，居家观察，若仍无法缓解，需及时就医。

（4）针对抗肿瘤治疗后可能出现的白细胞降低、血小板降低等问题，应遵医嘱按时服药及复查血常规，有异常及时到院就诊。

（5）针对中性粒细胞减少或发热性粒细胞缺乏，可应用

①1 kcal ≈ 4.2 kJ。

长效粒细胞集落刺激因子作为一级预防，并可用于发生发热性粒细胞缺乏中风险（10%～20%）的治疗方案。

问题16：病毒感染痊愈后的肿瘤患者，在接受靶向治疗后如何进行居家护理？

病毒感染痊愈后的肿瘤患者，在接受靶向治疗后，可充分利用互联网医院，建立患者档案，与社区紧密合作，以家庭访视等方式提供居家护理，具体内容包括：

（1）饮食护理。指导患者加强营养，促进组织修复，提高治疗效果，减轻靶向治疗不良反应。饮食应品种丰富、搭配合理，以高蛋白、高能量、高维生素、低脂饮食为主；选择清淡、无刺激、易消化食物，多吃煮、炖、蒸等食物，禁烟酒，忌油腻、辛辣食物。定期进行患者营养评估，根据营养状况进行肠内营养补充，必要时使用补充性肠外营养支持或者全胃肠外营养支持。

（2）日常生活护理。嘱患者保持积极乐观的心态，情绪平和；规律生活，劳逸结合，可进行适当的锻炼，如散步、练习瑜伽、打太极拳等，循序渐进，以身体不感疲惫为宜；适当参与家务和工作，争取早日重返家庭和社会。

（3）靶向治疗不良反应监测与报告。知晓常见靶向药物不良反应的表现，自我监测，可充分利用互联网医院，及时与医生联系，准确报告，避免延报、漏报甚至瞒报，并配合医生处理。

（4）预防病毒再感染。防寒保暖，预防感冒；注意防护，规范佩戴口罩，不到人多及密闭场所，勤洗手。

（5）定期复查。根据病情和治疗情况，遵照医生要求按时进行复查。一般患者出院后1个月进行1次复查，与治疗前基线检查进行比对，及时发现、处理靶向治疗相关不良反应，评价治疗效果。以后可每3个月复查1次，2年后无特殊情况可半年复查1次。

（6）若病情变化，或出现严重的心肺不良反应等，或者高热、心慌、胸闷、气紧等病毒感染症状时应及时就医。

👨‍⚕️ 问题17：病毒感染痊愈后的肿瘤患者，在接受免疫治疗后如何进行居家护理？

病毒感染痊愈后的肿瘤患者，在接受免疫治疗后的居家康复期，可充分利用互联网医院，建立患者档案，与社区紧密合作，以家庭访视等方式提供居家护理。

（1）饮食护理。指导患者加强营养，促进组织修复，提高治疗效果，减轻免疫相关不良反应。饮食应品种丰富、搭配合理，以高蛋白、高能量、高维生素、低脂饮食为主；选择清淡、无刺激、易消化食物，多吃煮、炖、蒸等方法烹调的食物，禁烟酒、忌油腻、辛辣食物。定期进行患者营养评估，根据营养状况进行肠内营养补充，必要时使用补充性肠外营养支持或者全胃肠外营养支持。

（2）日常生活护理。嘱患者保持积极乐观的心态，情绪平和；规律生活，劳逸结合，可进行适当的锻炼，如散步、练习瑜伽、打太极拳等，循序渐进，以身体不感疲惫为宜；适当参与家务和工作，争取早日重返家庭和社会。

（3）免疫相关不良反应监测与报告。知晓常见免疫相关不良反应的表现，自我监测，可充分利用互联网医院，及时与医生联系，准确报告，避免延报、漏报甚至瞒报，并配合医生处理。

（4）预防病毒再感染。防寒保暖，预防感冒；注意防护，规范佩戴口罩，不到人多及密闭场所，勤洗手。

（5）定期复查。根据病情和治疗情况，遵照医生要求按时进行复查。一般在患者出院后1个月进行1次复查，与治疗前基线检查进行比对，及时发现、处理免疫治疗相关不良反应，评价治疗效果。以后可每3个月复查1次，2年后无特殊情况可半年复查1次。

（6）若患者病情发生变化，或出现严重的免疫相关不良反应，或者高热、心慌、胸闷、气紧等症状时应及时就医。

问题18：病毒感染痊愈后的肿瘤患者，在接受内分泌治疗后如何进行居家护理？

（1）做好健康监测，每天早、晚各进行一次体温监测和自我健康监测。

（2）患者居家期间出现发热和（或）呼吸道症状，及时就近到发热门诊就诊，如有疑问，及时与其主管医生联系，指导相关治疗。

（3）因内分泌治疗可能会抑制钙吸收，长期接受内分泌治疗可能会导致骨质疏松。因此，患者居家期间应加强营养，适量补充复方维生素、矿物质等。

（4）患者可根据自身情况少食多餐，选择易消化、合胃口的食物，控制食量，食物种类尽量丰富，以谷类为主，推荐摄入能量20~30 kcal/（kg·d），蛋白质1~1.5 g/（kg·d），至少保持50%能量来自优质蛋白质。避免食用刺激性食物，不吃冰冷或过热食物；适当运动，循序渐进、量力而行；另外还可通过音乐疗法、肌肉放松等行为训练进行放松。

（5）出现药物不良反应，如呕吐、腹泻等，轻症者可尝试口服止吐、止泻药物，居家观察，若仍无法缓解，须及时就医。

问题19：肿瘤患者到发热门诊就医，如何正确佩戴口罩？

正确佩戴口罩可以有效降低呼吸道传染病的感染风险，发热门诊是收治病毒感染患者的主要场所，其环境中病原体浓度较高，因此肿瘤患者到发热门诊就诊时建议佩戴N95口罩。

问题20：肿瘤患者居家隔离要点有哪些？

（1）尽量在自己居住的房间活动，不与其他同住人员一起就餐，必须进入其他房间与公共区域时应佩戴口罩。

（2）尽量使用独立的卫生间和洗漱间，必须与他人共用时应尽量与他人的使用时间错开，间隔30 min以上。

（3）房间门口放置凳子或小桌，用于交接生活用品和食物，避免直接接触。

（4）每日开窗通风2次，每次至少30 min。

（5）接触可能共用物品或设施表面时先洗手或进行手消毒，有条件时可以戴手套。

（6）做好个人健康监测，若出现呼吸道症状加重、高热不退、基础疾病加重等情况，及时到医院发热门诊就诊。

问题21：感染病毒的陪护人员能否继续为患者提供服务，需要注意些什么？

感染病毒的陪护人员原则上应采取居家隔离，不再进入院区服务；恢复后期，在身体条件允许情况下，可适当安排无症状感染或症状轻微的陪护人员照护核酸阳性患者，但不得为病毒核酸阴性患者进行服务，避免交叉感染。

需要注意以下几点。①所有持续在岗的陪护人员须严格做好个人防护，规范佩戴N95口罩；②保持病房空气流通，护理前后应及时做好手卫生，避免交叉感染；③陪护之间不聚集，不串病房；④随时评估自我身体状况，避免过度劳累，加强营养，提高免疫力。

问题22：肿瘤发热门诊就诊管理要点有哪些？

（1）发热门诊实行24 h开诊制，发热门诊的所有患者都要进行相应排查，排查结果反馈前，所有患者均在留观室观察。

（2）患者进发热门诊前请先戴好N95口罩，家属在外等候。重症患者（特殊患者）请一位家属戴好口罩在一旁陪护。

（3）患者按就诊流程有序治疗，与医护人员和其他患者保持1 m以上安全距离，保证一患一诊室，并配合有关检查和医护人员宣教指导。

（4）未经发热门诊医生允许不可擅自行动和离开发热门诊。

（5）保持门诊安静及良好的就诊秩序，尽量减少走动与聚集，避免交叉感染。

（6）废弃物请丢入有盖垃圾桶内（脚踩开盖），痰液请先吐入纸内后再丢入垃圾桶，保持室内整洁。

（7）排查完后，患者如有其他不适症状，在医生指导下前往有关科室就诊。

问题23：住发热门诊留观室的患者，允许家属陪护吗？

（1）发热门诊留观病房原则上不陪护，如患者病情确需或儿童就诊患者，在患者或家属签署知情同意书后，固定一名陪护人员进病房陪护、照顾，不得随意更换。

（2）留观期间陪护人员同患者均实行封闭管理，如无必要尽量在病房休息，禁止串门。

问题24：如何办理电子陪护证？

（1）在医院公众服务门户开放电子陪护证线上申请功能，方便有智能手机的陪护人员在线申请陪护证。陪护人员按照页面导引填写相关信息和上传头像等资料，经工作人员审核通过后生成电子陪护证。

（2）在住院部建立电子陪护证线下申请机制，无智能机的陪护人员可在住院部通过个人数字助理（PDA）办理电子陪护证。工作人员通过陪护人员提供的身份证、病毒核酸报告等资料，用PDA录入和上传陪护人员的基本信息、人脸信息、检测报告等资料，生成电子陪护证。

重症监护室篇

问题25：在病毒感染背景下，需要进行ICU治疗的肿瘤患者，急诊入院绿色通道或流程是什么？

（1）患者到肿瘤急诊科就诊，肿瘤急诊科医生评估患者病情或请相应专科医师会诊，评估是否需收入ICU治疗。

（2）经评估后患者需收入ICU治疗，肿瘤急诊科医生开具急诊入院证，家属拿急诊入院证办理入院。

（3）肿瘤急诊科医生电话通知ICU，告知ICU医生患者的病情，并做好收治患者的准备。

（4）家属办理完入院后，同肿瘤急诊科医生和护士共同将患者经院内转运专用通道护送患者至ICU。

（5）肿瘤急诊科护士协助ICU护士安置患者，交接病情、物品等，完成转运交接本签字。

问题26：在病毒感染背景下，如何将阳性和阴性的ICU患者实施分区管理？

（1）阳性区。以橙色（orange）标记，又称为橙区，属于非安全区域，区域进出口张贴橙色警示标识，收治病毒核酸检测阳性的急危重症患者。

（2）阴性区。以蓝色（blue）标记，又称为蓝区，属于安全区域，在区域进出口张贴蓝色警示标识，收治病毒核酸检测阴性和无确切流行病学史的急危重症患者。

（3）不确定区。以灰色（grey）标记，又称为灰区，属于待定区域，在区域进出口张贴灰色警示标识，收治暂无明确病毒核酸检测结果的急危重症患者。

问题27：在病毒感染背景下，ICU环境如何进行管理？

1）空气

（1）不确定区域。患者所在病房加强自然通风，每日≥3次，每次≥30 min，可使用循环风空气消毒或次氯酸动态喷雾消毒。

（2）阳性区。建议使用紫外线或次氯酸进行消毒，每次≥30 min。

（3）阴性区。按日常消毒流程进行。

（4）密闭空间。可考虑使用3%过氧化氢消毒溶液，按20 mL/m³进行气溶胶喷雾消毒，作用1小时后进行自然通风。

2）空调系统

（1）建议对确诊或疑似的病毒感染病例居住或活动的房间进行空气消毒后，打开所有门窗，并最大限度地打开空调系统进行空气交换，维持≥30 min。

（2）过滤器和过滤网建议使用有效氯浓度为2 000 mg/L的消毒剂喷洒至湿润，维持30 min后，拆下并使用有效氯浓度为2 000 mg/L的消毒剂喷洒消毒。

（3）供风设备和送风管路装置建议使用有效氯浓度为2 000 mg/L的消毒剂喷雾或擦拭消毒。

（4）空调箱使用0.5%过氧乙酸溶液喷洒后维持1 h，消毒过程中封闭机箱，消毒工作完成后应及时通风，每次时间≥30 min，每日1次。

3）其他

一般用品、纺织品、患者接触物品表面、患者的分泌物和呕吐物、医疗废物及垃圾处理见《病毒感染时期肿瘤专科医院的应急管理》。

问题28：在病毒感染背景下，ICU物资如何保障和分配使用？

（1）建立物资申领小组，专人分类按需申领物资。ICU所有物资耗材申请均由病区护士长及总办护士根据临床需求量进行申请并按月储备，严格实行出入库管理，使用登记并按需记账。在受疫情冲击常规备用量不能满足临床需求的背景下，采用按周储备计划，每周根据临床实际需求量制订周计划，对于紧急救治耗材，必要时实施按日计划进行申请，以确保物资供应到位，保障临床使用。总办护士每日上报防护物资情况。

（2）"常规""特殊"双库房、分类分量储备，专人管理。科室将防护用品等物资分为"常规""特殊"两类，进行双库房、分类分量储备，专人管理。"常规库"按照前一日各类物资使用登记的台账均量储备常规物资，放置于护士工作站，班班交接，日日补充，确保常规物资不短缺。"特殊库"按照每月各类物资使用登记的台账均量储备，储存的物资种类及数量的最小值必须大于或等于"常规库"，以保证"常规库"的持续、有效补给。同时"特殊库"必须每月月底盘点，做到"盘点有数，防护有物"，并根据科室使用具体情况适当增减物资储备种类。

（3）建立专人物资发放制度，"特殊库"物资入库、出库、使用台账。科室在医院库房领回防疫专用物资后，入库于"特殊库"并盘点库内原有物资，清点实时库存，由护士长建立入库台账；科室总办护士在"特殊库"领用物资时签字，注明重点用品领用数量并建立出库台账。科室总务护士整理每日发放物资信息登记表，建立使用登记台账；护士长根据使用物资种类，使用物资数量与出、入库物资数量差额，动态监管物资库存情况并拟定物资申请计划，确保科室防护物资需求与库存匹配。

（4）紧急申请绿色通道。在物资紧缺需要紧急购置时，启动院内紧急采购流程，以最短的时间完善相应手续，确保供应商及时、准确、无误地将设备或耗材送至ICU。

（5）院内统一调配。在院内其他科室有相应物资或耗材的情况下，由医务部和护理部统一调配，首先满足重症患者使用，确保重症患者的治疗及护理措施落实。

问题29： 在病毒感染背景下，ICU护理人力资源如何调配?

（1）人力资源管理模式。ICU护理人力资源管理按照"科护士长—病区护士长—护理专业组长"三级管理组织架构进行落实。

（2）每日弹性排班，人性化管理。由病区护士长根据临床工作需要及护士个体需求来进行周排班，由科护士长审核后交给护理组长，护理组长根据患者病情、数量及床位使用情况进行日排床，动态安排护士管床床位。

（3）启动院内护理人力储备资源。在ICU现有人力资源不能满足临床护理工作的情况下，由病区护士长汇报科护士长，科护士长汇报护理部启动院内应急人力资源库。护理部层面优先将院内重症专科护士、轮转过ICU的护士、院内护理机动库护士按需调配至ICU支援临床护理工作，由病区护士长统一排班入组，全力保证ICU临床护理工作正常运行。

（4）奖励机制。在护士身体健康的情况下，鼓励休息护士主动加班，实行"存假制"并给予绩效体现；同时实行"加分制"，在晋级晋升、评优上给予体现。

（5）优化培训。通过护理部统一调配入ICU支援的院内护士入科后由病区护士长进行"精细化"的针对性培训，重点：环境管理，常用仪器设备使用准备、调节、维护及终末处理，重症护理文书书写要点，重症患者病情识别及医护配合处理等，依托临床实际，满足临床需要。

问题30：肿瘤重症患者序贯氧疗方式包括哪些？

序贯是指序次，按顺序排列。肿瘤重症患者在治疗期间常常需要多种氧疗方式联合治疗，包括普通氧疗（如鼻导管、简易面罩氧疗）—非重复呼吸储氧面罩、文丘里面罩或经鼻高流量吸氧（high-flow nasal cannula oxygen therapy, HFNC）—无创辅助通气（non-invasive ventilation, NIV）—气管插管有创机械通气（必要时俯卧位通气）—体外膜氧合（extra-corporeal membrane oxygenation, ECMO）。

问题31：肿瘤重症患者行鼻导管氧疗的适应证及护理措施有哪些？

1）适应证。200 mmHg[①]≤氧合指数（PaO$_2$/FiO$_2$）<300 mmHg，可考虑选用普通氧疗，情绪激动易引起过度换气的患者慎用。

2）护理措施

（1）有效呼吸。采用鼻导管氧疗时，教会患者用鼻子吸

[①] 1 mmHg=0.133 kPa。

气,用嘴巴呼气,使氧气得到充分利用。

（2）湿化。为防止患者鼻腔干燥、黏膜损伤,湿化瓶中应放1/2 ~ 2/3灭菌注射用水。

（3）鼻腔清洁。为达到最好的吸氧效果和患者舒适度,应注意鼻腔清洁,可以使用棉签清洁鼻腔内分泌物。

（4）病情观察。密切监测生命体征及氧合情况,如氧疗后气促加重,呼吸频率＞40次/min或氧合持续恶化,需考虑升级氧疗措施。

问题32：在病毒感染背景下,肿瘤重症患者行面罩吸氧的适应证及护理措施有哪些？

1）适应证。根据呼吸呼吸衰竭类型选择面罩类型。Ⅰ型呼吸衰竭（PaO_2＜60 mmHg）给予面罩吸氧,Ⅱ型呼吸衰竭（PaO_2＜60 mmHg,$PaCO_2$＞50 mmHg）给予面罩吸氧的同时打开排气阀。氧流量需求在5 ~ 10 L/min,选择简易面罩；氧流量需求在6 ~ 15 L/min,选用非重复呼吸储氧面罩；氧流量需求在2 ~ 15 L/min,宜选择文丘里面罩。

2）护理措施

（1）操作前准备。明确单向活瓣是否工作正常；储氧袋是否充盈；根据患者病情选择不同流量的面罩类型。

（2）湿化。面罩式湿化给氧,通过超声微量泵持续湿化,以稀释痰液帮助患者排痰。

（3）有效呼吸。可以选择口鼻同时呼吸,但用口呼吸容易导致口腔干燥。

（4）病情观察。密切观察患者呼吸及氧合情况,若患者病情未改善应升级氧疗措施。

👨‍⚕️ **问题33**：在病毒感染背景下，肿瘤重症患者行经鼻高流量吸氧的适应证、禁忌证及护理措施有哪些？

1）适应证及禁忌证，详见《肿瘤患者合并病毒感染的医疗救治》。对于轻中度低氧血症（100 mmHg≤PaO_2/FiO_2＜300 mmHg）、没有紧急气管插管指征、生命体征相对稳定的患者可考虑使用HFNC。若患者鼻唇部结构存在异常或不能保持口唇闭合，将影响氧疗效果。HFNC不适用于高龄、合并慢性阻塞性肺疾病的患者。

2）护理措施

（1）流量管理。HFNC流量可控范围为25～60 L/min。

（2）型号选择。要选择合适型号的鼻塞，建议选取小于鼻孔内径50%的鼻导管。

（3）温度管理。对敏感、不耐受患者设定为31 ℃；对气管切开或气管插管使用HFNC的患者设定为37 ℃，依据患者的舒适度和耐受性以及痰液的黏稠度适当调节。

（4）有效呼吸。教会患者用鼻吸气，用嘴呼气以达到最佳氧疗效果。

（5）病情观察。予HFNC后需密切监测氧合及呼吸情况，建议2 h后复查血气分析，必要时升级氧疗措施。

（6）撤机管理。患者FiO_2持续30%维持SpO_2在92%～96%，病情稳定考虑撤机，在撤机时先减氧流量，再减氧浓度，撤机后按照标准流程对设备进行终末处理。

👨‍⚕️ **问题34**：在病毒感染背景下，肿瘤重症患者行无创辅助通气的适应证、禁忌证及护理措施有哪些？

1）适应证及禁忌证，详见《肿瘤患者合并病毒感染的医疗救治》。对于神志清醒，有自主清除气道分泌物能力，呼吸频率＞25次/min，PaO_2＜60 mmHg伴或不伴CO_2潴留（$PaCO_2$＞45 mmHg）的患者可考虑行NIV治疗。其次对于患者接受标准氧疗后呼吸窘迫和（或）低氧血症无法缓解时，也可考虑使用NIV。

2）护理措施

（1）病情观察。观察患者意识及呼吸功能的改善情况，建议2 h/6 h均复查血气分析，随时做好气管插管有创机械通气准备。

（2）减少病毒传播。为减少无创通气过程中气溶胶和飞沫的扩散，需要选择无漏气孔的面罩，而且在面罩与呼吸阀之间加装细菌/病毒过滤器。

（3）皮肤护理。为患者选择合适大小的面罩，佩戴松紧以能插入1~2指为宜，必要时可垫敷料（如水胶体敷料或纱布垫）；保持面部皮肤清洁干燥，并注意观察受压情况；如局部皮肤出现压力性损伤时应加强营养，同时涂抹促表皮生长因子，予可吸收型美皮康敷料保护，促进创面愈合。

（4）指导呼吸。指导患者闭紧嘴，用鼻呼吸，并减少吞咽动作，避免把气吸到胃内，造成胃肠胀气，若患者主诉腹胀、腹痛，观察到患者腹部膨隆，触摸到患者腹部胀气3 d及以上，未排便、排气时，应做好腹胀护理，可协助患者顺肠蠕动方向轻轻按摩腹部，每次10~15 min，必要时可行灌肠或胃肠减压。

问题35：在病毒感染背景下，肿瘤重症患者行有创呼吸治疗的适应证、禁忌证及护理措施有哪些？

1）适应证及禁忌证，详见《肿瘤患者合并病毒感染的医疗救治》。对存在严重低氧血症的患者，如$PaO_2/FiO_2 < 150\ mmHg$；或已进行无创通气的患者，短时间（1~2 h）病情无改善甚至恶化，应及时进行气管插管和有创机械通气。

2）护理措施

（1）呼吸机相关性肺炎的预防。患者若无禁忌证，应将其头胸部抬高30°~45°，并协助患者翻身拍背，震动排痰；在进行与气道相关的操作时，应严格遵守无菌技术；按需吸痰；使用有消毒作用的口腔含漱液进行口腔护理；每班监测气囊压力，气囊放气或拔除气管插管前应确认气囊上方的分泌物已经被清除；积水杯处于最低位，及时倾倒冷凝水，防止管路积水；及时评估导管留置必要性。

（2）气道湿化。对于感染病毒的有创机械通气患者，建议使用加热湿化器进行气道湿化；并建议使用一次性自动加水式加热湿化罐及双回路带加热导丝呼吸机环路。为减少感染性气溶胶的播散，不推荐开放性雾化湿化。

（3）吸痰。结合患者临床情况判断患者是否需要进行吸痰操作，避免频繁吸痰导致患者不适和剧烈呛咳；应选择密闭式吸痰器进行吸痰，吸痰前给予2 min纯氧；采取浅吸痰方式进行操作，每次吸痰时间<15 s；在为患者吸痰时，应佩戴护目镜或防护面屏，避免职业暴露。

问题36：在病毒感染背景下，肿瘤重症患者行ECMO治疗的适应证、禁忌证及护理措施有哪些？

1）适应证及禁忌证，详见《肿瘤患者合并病毒感染的医疗救治》。呼吸支持终极手段为ECMO治疗。

2）护理措施

（1）病情观察。观察患者意识、瞳孔及生命体征；观察患者四肢血液循环，尤其是穿刺侧肢体动脉搏动情况，皮肤温度、颜色、感觉，有无水肿等；观察有无血栓、出血、感染及溶血的发生。

（2）出血护理。观察常见易出血部位，如脑、消化道、手术切口、插管部位等，严格掌握抗凝剂量，定期检测凝血指标，并根据凝血指标动态调整肝素剂量；一旦发生出血，及时准确记录出血量，必要时遵医嘱进行成分血输注；需大量输血时应预防低体温的发生，同时做好患者的保暖工作，将体温控制在36 ℃左右；大量输血时密切监测患者的血气、电解质变化，出现酸碱、电解质平衡紊乱时，应及时纠正。

（3）血栓预防。每4～6 h用手电筒照射整个ECMO管路，观察有无血栓形成，记录皮肤颜色及与健侧肢体的对照情况，同时观察下肢有无疼痛、肿胀，下肢异常时测量下肢腿围；加强对患者肢体主动或被动的功能锻炼，监测活性凝血时间（ACT）、血浆凝血酶原时间（PT）和纤维蛋白原等。

（4）感染预防。严格各项无菌操作；定时对环境、机器进行消毒；对动静脉有创管路实施封闭管理；呼吸机管路按预防感染流程管理；置管处敷料如有污染随时更换。

（5）溶血预防。ECMO是机械循环辅助技术，可造成红细胞的破坏，表现为游离血红蛋白增高，血红蛋白尿，继发肺、肝、肾等多脏器损害。护理中应严密观察监控溶血指标，即游离血红蛋白、血生化、血常规、尿常规、患者皮肤有无黄染等，做到早发现、早报告、早处理，配合医生将溶血造成的并发症发生率降到最低。

👨‍⚕️ **问题37：俯卧位通气及俯卧位机械通气的概念有何区别？**

（1）俯卧位通气是指在实施通气时把患者置于俯卧式体位。

（2）俯卧位机械通气是利用翻身床、翻身器或人工徒手操作，使患者在俯卧位进行机械通气，以增加通气量，改善患者氧合能力的技术。

👨‍⚕️ **问题38：俯卧位通气改善患者呼吸的原理及作用是什么？**

俯卧位可增加功能残气量、改变膈肌的运动方式和位置，利于分泌物的引流、改善肺依赖区的通气/血流比、减少纵隔和心脏对肺的压迫、减少肺无效腔、改变胸壁的顺应性从而改善氧合。

👨‍⚕️ **问题39：清醒患者俯卧位通气的适应证及禁忌证，过程中的护理措施有哪些？**

适应证及禁忌证，详见《肿瘤患者合并病毒感染的医疗救治》。对于清醒患者，需要进行氧疗（鼻导管、氧气面罩、非重复呼吸面罩、HFNC或无创正压通气），或在未吸氧时$SpO_2<94\%$和呼吸频率>22次/min的患者，可考虑实施俯卧位通气。护理措施如下。

1）俯卧位通气前准备

（1）血流动力学评估。患者生命体征相对平稳，可耐受。

（2）呼吸道准备。俯卧位通气前先行口腔护理，清理气道及口鼻腔分泌物。

（3）胃肠道准备。俯卧位通气前2 h暂停肠内营养，操作前回抽胃内容物，推荐使用空肠营养管。

（4）患者准备。确定俯卧位通气翻转方向，将电极片移至肩臂部；夹闭非紧急管路（如尿管、胃管等），各管路方向与身体纵轴方向一致；在患者骨隆突等易受压处使用泡沫型减压敷料或硅胶软枕；检查局部敷料是否需要更换，易受压部位的皮肤状况。

2）俯卧位通气实施流程

（1）翻转。将床摇平，协助患者翻转至俯卧位。第1个枕头置于患者的胸部下方，第2个枕头置于患者前额下方，留出氧气面罩位置（按需考虑是否给氧）。提供触手可及的呼叫设施（紧急蜂鸣器、呼叫铃、手机等）。

（2）优化体位。使患者膝盖轻度弯曲，手臂保持舒适角度，肘部应保持80°夹角。上臂和肩部应保持水平。建议采用头高足低位（反特伦德堡体位）减轻面部水肿，床头轻度抬高10°即可，可采用海豚式体位。对存在肺基础疾病的患者（慢性阻塞性肺疾病、支气管扩张症等），注意关注痰液的体位引流。

（3）持续时间。清醒患者的俯卧位通气，每次持续时间应根据患者氧合改善和耐受情况确定，一般维持俯卧位通气2～4 h变换为仰卧位通气1～2 h，再改为俯卧位通气，每天可重复3～6次，建议每天总治疗时间尽可能>12 h。

3）俯卧位期间患者管理

（1）病情观察。密切监测生命体征及SpO_2、意识状态、瞳孔对光反射等。目标为SpO_2>90%。至少每日监测一次动脉血气分析，以便及时评估俯卧位通气疗效。

（2）疗效观察。在俯卧位通气期间关注患者主诉（自觉呼吸困难是否改善）、症状（呼吸频率是否下降）、血气情况（PaO_2/FiO_2升高≥20%，同等氧疗条件下俯卧位通气后患者PaO_2升高＞10 mmHg或$PaCO_2$下降＞2 mmHg），及时评价俯卧位的疗效，尤其是在俯卧位通气后1 h（绝大多数患者在俯卧位通气后1 h将出现氧合改善）。根据患者氧合及SpO_2情况，在氧合改善的情况下，根据SpO_2监测值进行吸氧浓度调节，如：SpO_2持续在95%及以上，可在原有吸氧浓度的基础上降低5%吸氧浓度。

（3）管道管理。俯卧位前记录各管路的长度，观察俯卧位期间是否与俯卧位前的长度一致，并保证管道的通畅性，防止导管出现打折、弯曲、移位等情况。

（4）气道管理。俯卧位通气前行彻底口腔护理，彻底清理口腔及呼吸道分泌物。加强气道湿化。

（5）无创辅助呼吸。首先对于带无创呼吸机进行俯卧位通气的患者，除一般护理措施，在俯卧位通气期间尤其注意气道分泌物的清理，防止窒息。其次，俯卧位通气时易出现面罩贴合不紧密等导致漏气的情况，尤其是对于咳嗽频繁及呼吸道分泌物较多的患者，面罩及各呼吸管路的密闭性对无创辅助呼吸的有效性十分重要，因此要加强对漏气的观察。最后，根据患者病情及血气分析结果，合理调节呼吸机参数。

（6）并发症观察。详见问题41。

（7）特殊人群实施清醒俯卧位的注意事项。①老年患者：a.使用HFNC较无创呼吸机正压通气（non invasive positive pressure ventilation，NIPPV）耐受性更高。b.并发症观察：预防眼部并发症，尤其是存在眼部基础疾病的患者。c.越高龄的患者越要加强气道湿化，预防气道并发症。d.对俯卧位通气不耐受者，可行间断或侧俯卧位通气。

②肥胖患者（BMI≥30 kg/㎡）：注意患者耐受性和压力

性损伤，无法耐受的患者，可考虑采用侧卧位通气，若侧卧位通气无法实施，可尝试使用翻身床。

问题40：插管患者俯卧位机械通气过程中的护理措施有哪些？

1）适应证及禁忌证，详见《肿瘤患者合并病毒感染的医疗救治》。中/重度急性呼吸窘迫综合征（ARDS），出现顽固性低氧血症，当呼气末正压（PEEP）≥5 cmH$_2$O[①]，PaO$_2$/FiO$_2$≤150 mmHg，应积极进行俯卧位机械通气。

2）俯卧位机械通气前准备

（1）血流动力学评估。生命体征相对平稳，可耐受。

（2）镇静状态。建议深镇静，Richmond躁动—镇静评分（RASS）在-5至-4分。

（3）人工气道。确认气管插管或气管切开管位置，清理气道及口、鼻腔分泌物。

（4）胃肠道准备。俯卧位前2 h暂停肠内营养，操作前回抽胃内容物，推荐使用空肠营养管。

（5）患者准备。确定俯卧位机械通气翻转方向，行俯卧位机械通气前先使用纯氧对患者进行氧合；确保气囊压力在20～30 cmH$_2$O；将电极片移至肩臂部；夹闭非紧急管路（如尿管、胃管等），各管路方向与身体纵轴方向一致；在患者骨隆突易受压处使用泡沫型减压敷料或硅胶软枕；检查局部敷料是否需要更换、易受压部位的皮肤状况。

（6）俯卧位通气专业团队。至少包括1名有经验的医

[①] 1 cmH$_2$O=0.098 kPa。

生、1名呼吸治疗师、1名护士、2名其他工作人员。

3）俯卧位机械通气实施流程

（1）位置与分工。第一人位于床头（负责呼吸机管路、头部的安置及发出口令）；第二、三、四、五人分别位于左右侧的床头及床位（按实际分配所负责的管路、心电监护等确定位置）；如行ECMO治疗，第六人专门负责确认ECMO管道是否在位、通畅，并监测ECMO机器运转情况。

（2）翻转方法及操作后处理。俯卧位机械通气后应注意保持人工气道及血管通路的通畅，避免胸腹部受压，同时应注意保护易受压部位，避免压疮发生：①将护理垫分别置于患者胸前及会阴部；②将2个翻身枕分别置于患者胸部及髂嵴处护理垫上，男性避开生殖器；③将翻身单覆盖在翻身枕上，患者双手置于两侧紧贴身体；④头侧的第一人固定住人工气道及呼吸机管路，其余4人将患者身上、身下两层翻身单边缘对齐，将其同时向上卷翻身单至最紧，固定住患者其他导管；⑤由第一人发出口令，并与其余4人同时将患者托起，移向病床一侧；⑥确认患者及管路安全后，听第一人口令同时将患者翻转为90°侧卧位，然后5人同时将患者（由左向右或右向左）翻转至俯卧位；⑦将患者头偏一侧，头下垫护理垫与减压枕，留出足够高度，确保人工气道通畅，便于吸痰操作（颈部强直的患者应给予一定的镇静、镇痛，气管切开的患者需保障颈部悬空，留有操作空间），将肩臂部电极片移至背部；⑧确认翻身枕位置是否恰当，各导管是否固定通畅，开放夹闭的管道，肢体是否处于功能位；⑨翻身后听诊患者肺部，建议重新评估潮气量和每分钟通气量，调节呼吸机参数。

4）俯卧位期间患者管理

（1）病情观察。24 h监测生命体征及SpO_2、意识状态、瞳孔对光反射等。2～4 h监测1次动脉血气，以便评估俯卧位机械通气实施疗效。

（2）疗效观察。经典俯卧位机械通气患者处于深度镇静时，观察疗效重点结合血气分析指标和呼吸机参数。俯卧位机械通气患者PaO_2/FiO_2是否升高≥20%；在同等呼吸机设置参数不变情况下，患者PaO_2是否升高>10 mmHg或$PaCO_2$是否下降>2 mmHg；呼吸机支持参数如FiO_2、PEEP等指标是否逐渐下降；呼吸机监测指标是否改善，如潮气量一定时平台压、峰压下降（表明肺顺应性增加）。

（3）镇静、镇痛管理。患者在俯卧位机械通气过程中是否出现烦躁，及时解除导致患者烦躁的原因，评估患者镇静、镇痛实施情况，提高患者对俯卧位机械通气的耐受性及依从性。

（4）管道管理。俯卧位机械通气前记录各管道的长度，观察俯卧位机械通气期间其长度是否与俯卧位机械通气前的长度一致，并保证管道的通畅性，防止导管出现打折、弯曲、移位等情况，尤其是气管插管在患者头侧偏的时候易打折、弯曲。

（5）气道管理。在俯卧位机械通气前对患者行彻底口腔护理，彻底清理口腔及呼吸道分泌物，加强气道湿化。

（6）体位管理。患者取头高脚低俯卧位，减少头面部水肿；至少每2 h更换1次体位，可进行间歇性侧卧，即3/4右侧或左侧俯卧位，也可利用30°R型垫使身体向左倾斜2 h后，以同样的方法使身体向右倾斜维持2 h，如此交替。

（7）俯卧位机械通气结束操作流程。俯卧位机械通气结束后，清理患者呼吸道及口、鼻腔分泌物；将患者胸背电极片移至肩臂部；由第一人发出口令，其余人员同翻转时的方法，先将患者移向床一侧，然后将患者转为侧卧位，撤除患者身上的敷料及软枕，整理好病床；将电极片转移至胸前；清洁患者颜面部，进行口腔护理。

问题41：俯卧位通气过程中常见并发症有哪些？如何应对？

（1）非计划性拔管。①翻转过程中，导管妥善固定，并预留出足够长度，输液管道放置在床的同一侧；②暂时夹闭非紧急管道；③完成俯卧位翻身后，使导管处于功能位置，确保引流通畅；④及时拔除非必要的导管。

（2）压力性损伤。①评估俯卧位通气压力性损伤的高危因素，尤其是使用血管活性药物维持血流动力学稳定的患者、水肿及皮肤菲薄的患者。②识别器械相关性压力性损伤的高危部位，预防性使用敷料（透明膜敷料、泡沫敷料、水胶体敷料）。③避免胸腹部、女性乳房及男性生殖器持续受压。④头部：每2h更换头部方向1次，垫面部减压垫，头下放置具有吸附功能的护理垫以减少口腔或鼻腔分泌物对皮肤的刺激。⑤眼部：俯卧位通气期间由于镇静、镇痛药的使用，且俯卧位通气时颜面部处于低位水平，易导致患者眼睑松弛、眼球凸出、眼睑和球结膜水肿等眼部并发症。在俯卧位通气时，应保障眼睛闭合，不能闭合者用纱布或贴膜保护，确保睫毛朝外，避免眼部直接受压，必要时使用红霉素软膏保护眼部。⑥手臂：呈游泳的姿势，肩部外展80°，肘部弯曲90°。⑦定时翻身，布类平整无皱褶。⑧若出现压力性损伤，加强营养，同时涂抹促表皮生长因子，局部使用可吸收型美皮康敷料保护，促进创面愈合，预防导管相关器械性压力损伤。

（3）血流动力学紊乱。俯卧位通气过程中，可能因体位改变、胸腹腔压力改变、血管活性药物的非计划性中断影响血流动力学稳定，导致血压的急剧波动或诱发心律失常等。在翻身及俯卧位通气过程中应持续进行生命体征的监测，在翻身过程中尽量避免心电监护仪的断开。对血流动力学不稳定者，应考虑俯卧位通气与血流动力学的获益平衡。

（4）喂养不耐受。①在俯卧位通气重症患者血流动力学稳定后，将床头整体抬高10°～30°，早期（24 h内）实施肠内营养；②密切监测俯卧位通气过程中患者胃肠耐受性，尤其在俯卧位通气前以及结束时，经胃管喂养，至少6 h监测1次胃残余量，胃残余量＞250 mL时暂停肠内营养；③推荐使用超声监测胃窦运动指导肠内营养的实施；④当患者出现胃肠不耐受时（恶心、呕吐、胃残余量升高等），给予促胃动力药或胃排空促进剂，必要时停止管喂。

（5）心搏骤停。俯卧位时，因腹压、胸膜腔内压的改变可影响回心血量，可能导致血流动力学不稳定、心律失常等并发症，严重者可发生心搏、呼吸骤停。一旦发生，应立即给予心肺复苏：①未建立人工气道者，可立即恢复仰卧位通气并开始心肺复苏；②已建立人工气道者，应先进行反向心肺复苏，直至治疗小组到达后恢复仰卧位，再继续常规心肺复苏。反向心肺复苏操作要点：按压部位为第7～10胸椎（手掌上缘平肩胛下线，掌根置于后正中线）；除颤电极片后前位放置（后侧为左肩胛下区，前侧为胸骨左缘第3~4肋间水平），操作要求同常规心肺复苏。

（6）颜面部水肿。患者在俯卧位时，由于颜面部处于低位水平，在俯卧位时床头抬高10°~30°可有效减少水肿的发生。

（7）周围神经损伤。主要是由于外周神经被牵拉或压迫。最常见于尺神经。主要预防方法包括：肩部外展小于90°，上臂应避免极度屈肘外旋；前臂应以中部为着力点来减少对肘部尺神经的压力，且前臂水平等于或低于床垫表面，双上肢定时交替上下摆放为舒适位；永久性的视神经损伤大多为缺血性视神经病和视网膜中心动脉闭塞所致，其预防方法主要是头部垫减压垫或头枕，留出足够高度，定时更换头颈部方向。

（8）获得性肌无力。对踝关节及腓肠肌等进行按摩，有利于减少镇静药物、肌松剂的用量，进而减少获得性肌无力的发生。

（9）角膜损伤。俯卧位时注意眼部护理，可使用眼药膏清洁、润滑眼部，并使用胶布或胶带保持眼睛闭合，以避免角膜损伤。

问题42：在患者俯卧位通气时，如何做好病情观察并判断患者是否需要停止俯卧位通气？

（1）在俯卧位通气期间做好病情观察，观察患者病情是否改善，是否出现紧急并发症，及时通知医生停止俯卧位通气。

（2）病情好转。对于清醒患者，在患者呼吸平稳、无氧疗支持的情况下，SpO_2能维持在94%以上；对于经典俯卧通气患者，如患者在恢复仰卧位后，$PaO_2/FiO_2 > 150\ mmHg$且能维持6 h以上，应及时通知医生评估患者病情，判断是否可暂停俯卧位通气，避免经典俯卧位通气患者因长期的深度镇静而发生获得性肌无力，导致后期脱机困难。

（3）病情未改善或恶化。患者接受俯卧位通气2～4 h，氧合仍未改善，甚至快速下降≥20%；患者接受俯卧位通气2～4 h，$PaCO_2$不降低，反而持续升高。

（4）紧急并发症观察。在患者俯卧位通气期间，重点关注患者是否出现心搏骤停、血流动力学不稳定、恶性心律失常、气管插管移位或脱出等需要紧急终止俯卧位通气的情况，一旦发生立即通知医生，协助对症处理。

问题43：有创动脉血压监测是什么？护理重点有哪些？

1）有创动脉血压监测（invasive artery blood pressure，IBP）

IBP是将动脉导管置入动脉内，实现动态、及时、连续的血压监测。有创动脉血压波形也反映心排血量、外周血管阻力和血管内容量情况，对于需要频繁监测血气分析的患者尤为重要。常见的穿刺部位：桡动脉（首选，常用左侧）、肱动脉及足背动脉。IBP还可作为取血标本的途径。

2）护理重点

（1）艾伦试验。必须在艾伦试验阴性后，才能进行桡动脉穿刺。

（2）压力换能器固定。当监护仪出现有创动脉血压波形后，压力换能器应置于平腋中线第4肋间处后（即使在患者俯卧位时），并对动脉导管进行校零，保障数值读取正确。

（3）导管维护。置管后观察有无渗血，如有明显渗血使用无菌纱球覆盖穿刺点后给予无纺布或纱布敷料加压包扎，24小时后更换；如无渗血可直接予透明敷料覆盖，每周更换。

（4）病情观察。①血压：有创动脉血压与无创动脉血压之间有一定的差异，一般有创收缩压会比无创收缩后高出10~20 mmHg，而舒张压低15~20 mmHg。②肢端循环：密切观察置管侧远端手指的颜色与温度，当发现有缺血征象如肤色发白、发紫及疼痛感等异常变化，应及时告知医生，切勿环形包扎或包扎过紧。

（5）并发症预防。①动脉内血栓预防：加压袋保持300 mmHg的压力是防止动脉导管回血的关键，注意关闭加压气囊，防止加压袋漏气，每6 h观察有无回血，同时观察加压袋压力是否足够，避免压力不够导致动脉导管回血，引起堵管。②空气栓塞：在校对零点、取血等操作过程中严防气体进入动脉内造成气栓栓塞。③血肿观察：如穿刺处出现血肿，应立即拔除导管，压迫止血5 min以上，必要时局部加压包扎30 min。④感染：测压管内不能留有血液，必须冲洗干净，防止感染；经测压导管抽取血标本时，导管接头处应严密消毒，不得污染。

问题44：连续性肾脏替代治疗是什么？护理重点有哪些？

1）连续性肾脏替代治疗（continuous renal replacement therapy，CRRT）

CRRT是通过体外循环缓慢、连续清除水和溶质的有效治疗手段，在肾衰竭、多器官功能衰竭、严重的急性电解质紊乱中应用十分广泛，用于代替肾脏功能。

2）护理重点

（1）病情观察。严密观察生命体征，2～4 h查血气分析，每日查尿电解质、肌酐、尿素氮排出率。

（2）液体出入量。记录每小时液体出入量（置换液出入量、滤出量、静脉及胃肠入量、大小便等），严密监测超滤和置换液输入速度，每小时计算超滤量和置换液输入量，使液体出入量基本保持平衡，以防容量不足引发低血压。

（3）导管维护。每次治疗结束后用生理盐水脉冲、动静脉端后，用肝素盐水或枸橼酸液（封管液量为导管容积，并在下一次治疗时抽取丢弃）上好无菌肝素帽，以无菌纱布包裹，每次治疗前用20 mL空针分别抽吸动、静脉端是否通畅，若导管不畅，切忌强推，以防血凝块进入体内形成血栓。

（4）血液滤过监护。观察滤器内血液颜色，如滤器血液颜色变深甚至发黑，提示滤器凝血可能，应及时处理（包括：调整抗凝剂用量、加强滤器前置换液输入等方法），必要时更换滤器。

（5）并发症的观察。警惕出血、凝血、感染的发生，做好病情观察。

问题45：人工肝支持系统是什么？护理重点有哪些？

1）人工肝支持系统（artificial liver support system，ALSS）

ALSS中文简称人工肝，是目前治疗肝衰竭不可或缺的重要手段，通过体外的一个理化或生物装置暂时性替代肝脏功能，清除体内有毒物质，代偿肝脏生理功能，从而使得肝细胞得以再生，直至自体肝脏功能恢复或等待机会进行肝移植。

2）护理重点

（1）治疗过程中病情观察。观察有无并发症，如过敏反应（最常见的并发症）、低血压、电解质紊乱（口周发麻、肌肉痉挛、手足抽搐等低钙表现，头晕、恶心、呕吐、腹胀等低钾、钠表现）、出血（穿刺部位有无渗血和血肿）、溶血（观察滤出血浆的颜色）。

（2）严格无菌操作。肝衰竭患者病情严重、免疫功能低下，易并发细菌感染，因此在整个人工肝治疗过程中必须严格无菌操作。

（3）病情记录。及时、准确完成有关记录，包括人工肝治疗时长（3~5 h），及时记录患者生命体征、治疗中用药、血浆交换量、血流速度、分离血浆速度、动静脉压、跨膜压等，便于医生准确判断病情。

（4）拔管后处理。穿刺部位拔针后以示、中、无名指三指垫2~3块纱布压迫30 min，轻重以指腹感到血管搏动和皮肤穿刺点无渗血为度；如有渗血重复压迫，然后用绷带加压包扎，必要时用沙袋压迫；穿刺侧肢体制动24 h。

手术篇

问题46：病毒感染背景下的手术，需要安排专门的手术间吗？

（1）原则上合并病毒感染者宜推迟择期手术，确需手术的应充分评估风险，手术应安排在有独立通道的负压手术间，术前30 min开启净化和负压系统，使手术间处于负压状态（最小静压差绝对值应≥5 Pa）。使用负压系统时，应提前维护和检修负压系统，确保负压系统的正常运转和各区之间的压力梯度，避免出现气流逆流的现象。

（2）如果医院没有负压手术间，紧急情况下将手术安排在独立空气净化设备的正压手术间或普通手术间，同时要选择相对独立空间位置的手术间。在正压手术间手术时，关闭空气净化系统，或增加手术间的排风，将手术间的正压变成负压状态。

（3）若为普通手术间，需要医院感染管理部门进行综合评估，空间位置相对独立，此类手术间也可作为感染手术间，门窗能密闭。

（4）精简手术间内物品，移走手术不必要的仪器设备和物品，对键盘、设备脚踏等不易清洁的物体表面采用屏障保护。

（5）将手术间电动门的自动模式改为手动模式。手术间门上应醒目标识"病毒感染"，无关人员不得进出。

问题47：病毒感染背景下的手术护士及其他手术人员管理要求有哪些？

（1）选择手术经验丰富、经过"病毒感染"相关培训的护士，密切配合手术医生，尽可能缩短手术时间。

（2）精简手术人员数量，禁止参观手术。医护人员配置的原则是满足最低数量的手术需求，最大限度地降低医护人员感染风险。设置1名洗手护士和1名内外巡回护士，洗手护士和内巡回护士负责术中护理，外巡回护士负责物品供应、沟通协调、医院感染管理督导等工作。

（3）手术人员分区分组管理。对于预计≥6 h的手术，应根据实际情况做好人员准备的预案，若手术期间临时需要新增人员，需提前做好沟通协调工作。

（4）手术过程中，手术人员严格遵循只进不出的原则。但术中如发生职业暴露，需立即处理，安全撤离手术间，登记上报，并追踪随访。①发生皮肤暴露时，清除污物，清水洗净，用75%乙醇或0.5%碘伏消毒；②发生锐器伤时，将伤口由近心端向远心端进行挤压，流动水冲洗，用75%乙醇或0.5%碘伏消毒，包扎；③发生口腔或黏膜暴露时，可用大量生理盐水或0.05%碘伏冲洗；④发生鼻腔暴露时，用75%乙醇擦拭鼻腔。

问题48：病毒感染背景下的手术和手术相关设备及物品管理措施有哪些？

（1）精简手术间物品及设备。手术室实行分区管理，移走不必要的设备及物品，尽量使用一次性物品。对于必须使用的设备，建议使用一次性透明器械保护套或塑料薄膜包裹覆盖，"一用一更换"，并在使用前检查仪器、设备是否正常。抢救车、除颤仪等抢救设备放在手术间附近的清洁区域。

（2）尽量使用一次性耗材。在手术和麻醉过程中，尽量使用一次性耗材，如一次性手术耗材、一次性手术铺单及手术衣、一次性可视喉镜及镜片、一次性呼吸回路及面罩、一次性插管导丝等。特别是直接与患者接触的耗材应做到单向流动，只进不出。使用后收集时避免产生气溶胶，按照感染性医疗废物处理。

（3）根据手术需要备齐物品设备，减少污染概率。将手术间储物柜多余物资清空，手术开始前列出所用物品清单，避免术中开门取物和反复出入手术间。手术用物可分为常用物品和备用物品，备用物品可单独存放在透明密封袋中，减少污染发生。

（4）使用后可复用手术器械遵循先消毒、后清洗、再灭菌的原则。

（5）术毕将仪器设备放于指定位置进行终末消毒。

问题49：在病毒感染背景下，手术室护士进行护理操作时应注意哪些细节？

（1）手术室护士应加强与手术医生沟通，密切配合手术，稳、准地传递器械，避免血液及其他体液喷溅造成污染。

（2）手术过程中无接触式传递锐器，当进行静脉注射、抽药、给药等护理操作时应遵循安全注射原则，避免发生锐器损伤。

（3）手术过程中应使用密闭式负压吸引系统，至少配备两套，术前根据容积大小在一次性负压吸引袋里加入有效氯浓度为1 000 mg/L的消毒剂，术后密闭封存，按照感染性医疗废物处理。若使用中心负压吸引系统，应使用具有防倒吸及微生物过滤的装置，设计复合行业标准要求。

（4）手术过程中如果发生防护用品污染、手套破损等，应立即更换（先脱后消毒再更换）。每次接触患者后应立即进行快速手消毒。

（5）手术过程中尽量减少使用电外科设备，降低功率。使用专用吸烟装置或密闭式负压吸引系统排烟雾，以减少电外科烟雾（气溶胶）的扩散。

（6）手术过程中污染环境和物体表面时应及时处理。少量污染物用一次性吸水材料清除，再以有效氯浓度为1 000 mg/L的消毒剂或高水平消毒的消毒湿纸巾擦拭；大量污染物用一次性吸水材料完全覆盖，并倒上有效氯浓度为1 000 mg/L的消毒剂，作用30 min后清除干净。

（7）手术间和缓冲间的门保持关闭状态，非手术人员不得入内，严格遵守只进不出原则。

问题50：在病毒感染背景下，护士如何协助麻醉医生实施麻醉？

（1）麻醉前将相应物品及设备准备齐全，遵医嘱备麻醉药品及一类精神药品，双人核对后将空安瓿及红处方提前回收，不存放于手术间内。待用物准备齐全，核对患者信息后方可取下患者佩戴的口罩实施麻醉诱导。

（2）在协助实施麻醉过程中，医护人员严格做好防护措施，麻醉护士应协助配合麻醉医生实施气管插管、深静脉穿刺、气管插管导管拔出等直接接触患者的操作。

（3）手术结束后，患者在原手术间复苏，拔管前用2块无菌注射用水浸湿的纱布盖住患者口部，复合式人工鼻不与气管插管导管分离，尽可能防止患者拔管时气道分泌物和飞沫污染。

（4）在麻醉过程中还需注意以下几点。①在麻醉机吸气端、呼气端，面罩与螺纹管 "Y" 形接口连处安装复合式人工鼻以过滤气体。②听诊器使用前、后均用75%乙醇纱布擦拭消毒耳挂。③呼吸末二氧化碳采集管连接在患者端复合式人工鼻后方。④术中使用一次性钠/钙石灰并避免术中进行更换。⑤术中尽量不做吸痰操作，首选密闭式吸痰管和吸引装置，次选吸痰延长管，使用后的吸痰管和吸引连接管及时丢弃。⑥气管插管、拔管等为高危操作，可引起分泌物、血液等喷溅，面对患者时需做好防护措施。

问题51：在病毒感染背景下，如何进行麻醉机回路处理？

（1）建议使用一次性麻醉机外部呼吸回路，使用完毕后按照感染性医疗废物处理，并有 "病毒感染" 的明显标识。

（2）麻醉机的二氧化碳吸收罐使用有效氯浓度为1 000 mg/L的消毒剂浸泡消毒＞30 min。

（3）麻醉机的内部呼吸回路建议在手术结束后拆卸麻醉机的内部呼吸回路部件，经消毒预处理后使用双层密封袋包装并标注 "病毒感染"，送医院消毒供应中心统一处理；也可通过麻醉机呼吸回路消毒机进行对接消毒，消毒方法参照各麻醉机消毒使用说明。

问题52：病毒感染背景下的手术患者转运注意事项有哪些？

（1）接送病毒感染的患者，其转运车应专车专用，转运车上铺一次性防渗透铺单，并标注 "病毒感染"，有条件的医院也可使用负压转运车。

（2）转运过程中在患者病情允许的情况下给患者佩戴医用外科口罩或医用防护口罩，用一次性防渗透铺单覆盖患者全身。

（3）患者手术结束后进行转运时，转运人员按照要求做好自身防护。

（4）转运路线应遵守医院规定，转运患者从专用电梯、专用通道出入手术间，避免中途停留。同时应有专人提前疏通转运通道，减少无关人员暴露。

（5）转运结束后做好转运车的终末消毒。拆卸转运车床垫，置于手术间内以过氧乙酸/过氧化氢喷雾消毒器消毒，其表面按手术间物体表面消毒法处理。

（6）若危重患者需要带气管插管导管，转运时需要更换复合式人工鼻。

问题53：病毒感染背景下的手术室终末处理原则有哪些？

（1）空气消毒。关闭层流和通风，以喷雾消毒器喷洒3%过氧化氢或0.2%过氧乙酸消毒2 h，剂量按10～20 mL/m³（1 g/m³）计算；或使用双模式过氧化氢机器人/消毒机消毒1 h。手术间至少密闭2 h，进行环境和物表消毒，再重启层流和通风设备。

（2）地面和墙面消毒。手术结束，空气消毒完成后，地面和墙面用有效氯浓度为1 000 mg/L的消毒剂拖地/擦拭，作用30 min后使用清水拖地/擦拭。

（3）物体表面消毒。器械车、仪器设备、操作台等物体表面，采用有效氯浓度为1 000 mg/L的消毒剂擦拭，作用30 min后使用清水擦拭干净。

（4）手术室空气净化系统应按照设计模式，通知层流工程师，按照相关规范更换负压手术间的高效过滤器和回风口过滤器，并对排风口、回风口与送风口进行清洁消毒。

（5）消毒完毕与医院感染管理部门联系，进行空气和物体采样检测，结果合格后方可用再次使用手术室。

问题54： 在病毒感染背景下，肿瘤患者使用后的手术器械处理原则有哪些？

病毒感染者宜使用一次性诊疗器械、器具和其他物品，使用后按感染性医疗废物处置，双层包装转运。

如果使用可复用手术器械，遵循"消毒—清洗—灭菌"的原则，置于装有有效氯浓度为1 000 mg/L的消毒剂的密闭转运箱内，然后使用双层防渗漏收集袋，采用鹅颈结式封口，分层封扎，包外标注"病毒感染"，并注明消毒剂开始浸泡时间，浸泡消毒60 min。电话通知消毒供应中心及时收取进行集中处理。

问题55： 在病毒感染背景下，消毒供应中心如何回收手术器械？

消毒供应中心在回收可能被病毒污染的手术器械时遵守"专职人员、专用工具、指定路线、单独回收"的原则。回收人员做好个人防护（戴一次性医用帽、医用外科口罩/N95口罩和防护面罩，穿一次性隔离衣，戴双层乳胶手套），携带专用的密闭回收车按照指定的回收路线到达手术室病毒感染手术间污物交接处。回收人员打开密闭回收车的盖子，手术室护士将标有"病毒感染"的防渗漏收集袋放入回收车中，回收人员立即关闭盖子，然后更换外层乳胶手套，随后按照指定线路返回消毒供应中心。回收人员到达消毒供应中心时，消毒供应中心去污区清洗人员使用含有效氯浓度为1 000 mg/L的消毒剂对回收车以及防渗漏收集袋外表面进行喷雾消毒，然后取出器械和防渗漏收集袋，进行下一步的清洗和消毒处理。回收人员使用含有效氯浓度为1 000 mg/L的消毒剂擦拭消毒回收工具以备下次使用，脱去个人防护装备丢弃于双层黄色医疗垃圾袋内。

问题56：在病毒感染背景下，手术器械的清洗和消毒原则有哪些？

消毒供应中心去污区清洗人员在器械清洗消毒前要做好个人防护（戴一次性医用帽、医用外科口罩/N95口罩和防护面罩，穿防护服、鞋套、戴双层乳胶手套）。清洗人员打开防渗漏收集袋，取出合并病毒感染肿瘤患者手术使用的器械，耐湿耐热的器械直接摆架上机通过全自动清洗消毒机进行器械的清洗和消毒；不耐湿热器械采用手工清洗+化学消毒的方法进行器械的清洗和消毒，清洗遵循预洗、洗涤、漂洗、终末漂洗的顺序，手工刷洗必须在水面下进行，防止产生气溶胶，然后采用含有效氯浓度为1 000～2 000 mg/L的消毒剂或75%乙醇进行消毒，含氯消毒剂消毒后需要使用纯化水进行冲洗，最后进行干燥。手工清洗所用的清洗剂、消毒剂一用一更换，操作台、清洗用具和清洗池等设备一用一消毒。清洗人员脱去个人防护装备弃于双层黄色医疗垃圾袋内。

问题57：感染病毒康复后的肿瘤患者术前准备内容有哪些?

病毒的流行意味着大量肿瘤患者感染过病毒,对于需要手术治疗的肿瘤患者,术前准备如下:

(1)评估患者肿瘤专科疾病体征、症状,如食管癌患者进食梗阻情况、妇科肿瘤患者阴道有无出血、直肠癌患者排便情况等。

(2)常规术前准备。备皮、皮试、合血、病毒核酸结果、检查手术部位标记、肠道准备、核对术中使用的药品、胸部CT报告、腹带和填写手术患者交接单等。

(3)不应在诊断病毒感染后7周内安排手术,故护士需要评估患者病毒感染的时间、症状、体征、疫苗接种情况。

(4)加强营养宣教,指导患者选择优质蛋白质,按照1.5~2.0 g/(kg·d)的量补充,增强术后免疫力和组织的修复能力。

(5)术前3 d指导患者练习深呼吸、咳嗽、血栓预防操,用盐水棉签清洁鼻腔、盐水漱口,每天3次。

(6)术前一日每4 h测量一次体温、脉搏、呼吸、SpO_2,有异常及时报告医生。

(7)根据专科疾病特点和医嘱,术晨禁饮、禁食,指导患者摘除眼镜、活动性义齿及饰物等。

问题58：在病毒感染背景下,急诊手术术前准备的重点是什么?

病毒感染期间如需急诊手术,在肿瘤专科疾病术前准备的基础上,重点是采取全面预防措施。

（1）按照传染病分类对患者进行管理，在患者腕带、病历牌、床头张贴传染标识。

（2）术前准备用物选择一次性物品，如一次性吸氧装置、一次性备皮包、一次性病员服等。

（3）在患者进入手术室前，嘱其用盐水棉签清洁鼻腔、盐水漱口，全程佩戴医用防护口罩，无法适应医用防护口罩者佩戴一次性医用外科口罩。

（4）接送转运患者使用的工具（病床、平车、轮椅）铺一次性床单，避免与患者直接接触。

（5）医务人员须佩戴医用防护口罩，必要时穿防护服。

（6）为患者术后准备单间病房或与同类病毒感染患者同室。

（7）指导患者和家属分开使用日常生活用品，如洗漱用物等。

问题59：在病毒感染背景下，肿瘤患者术前肺功能训练如何进行？

中型和重型病毒感染后，肺功能障碍可能持续数月，多达1/4的患者肺功能持续3个月受到影响。因此，术后深呼吸、腹式呼吸、呼吸训练器和有效咳嗽排痰训练，对肺功能恢复尤为重要，训练方法如下：

（1）深呼吸训练法。紧闭嘴唇，用鼻深吸气2～3 s，屏气片刻，再缓慢用嘴呼气4～6 s，吸呼时间比为1∶2，每日6～8次，每次10 min，以每分钟8～10遍为宜。

（2）腹式呼吸法。用鼻吸气，吸气时腹部徐徐膨隆，屏气片刻缓慢呼气，呼气时腹部回缩，每次呼吸5遍，一次比一次深。目的是增强膈肌的力量，减少气道阻力和肺部无效腔，增大潮气量。

（3）呼吸训练器训练法。每次10 min，每天3~4次。呼吸训练器口含嘴在每次使用后用75%乙醇擦拭消毒。

（4）有效咳嗽排痰法。①深吸一口气后屏住呼吸2~3 s；②收腹用力咳嗽，咳嗽时可用一次咳出的方法，即深呼吸—屏气—收腹—咳嗽；也可用二次咳出的方法，即深呼吸—屏气—收腹—轻咳—用力咳嗽。

问题60：在病毒感染背景下，加速术后康复的早期活动如何落实？

《基于加速术后康复的胸外科手术预康复管理专家共识（2022）》和《加速康复外科中国专家共识暨路径管理指南（2018）：胃手术部分》推荐，术后第一天由护士协助下床活动2~4 h，逐渐过渡至出院时每天独立下床活动4~6 h，可以促进下肢静脉血液回流，减轻血流淤滞，预防深静脉血栓的发生。对于肿瘤患者，如果病毒感染完全康复，可以遵照以上活动方式；若为病毒感染后未康复的急诊手术患者，活动量依据患者的耐受程度因人而异，循序渐进；若为病情危重、耐受能力差、有慢性心肺疾病、不能下床活动者，在床上主动活动肢体，或由他人帮助被动活动肢体，也可在床上做下肢伸展运动如内收外展动作、足和趾主动活动，3~4次/d，10~20 min/次；抗阻力量训练可采用弹力带、哑铃、身体自重等方式。需注意练习发力时不能屏气，避免血压升高；建议老年患者多采用坐、卧位进行练习，避免跌倒；练习后若自觉很轻松需提高弹力带强度或哑铃重量。

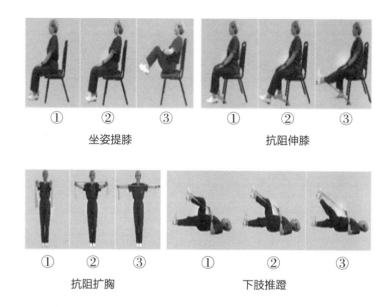

① ② ③
坐姿提膝

① ② ③
抗阻伸膝

① ② ③
抗阻扩胸

① ② ③
下肢推蹬

👨‍⚕️ **问题61：在病毒感染背景下，肿瘤患者术后观察和护理的要点是什么？**

（1）病房安置。安置单间病房或者与同类病毒感染的患者同室，非必需的物品不带入病房内，为患者创造整洁、安静、舒适、安全、方便消毒的病房环境。

（2）体位。全身麻醉未清醒患者取去枕平卧位，头偏向一侧，避免口腔分泌物或呕吐物误吸，清醒且病情稳定后取半坐卧位，全肺切除术后取半卧位或1/4侧卧位。

（3）心电监护。术后密切监测患者的体温、脉搏、呼吸、血压、SpO_2。当SpO_2低于95%，立即报告医生。必要时结合手术部位，采取俯卧位，更换心电监护电极片位置。

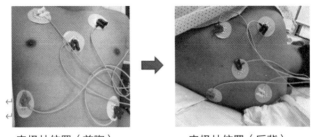

电极片位置（前胸）　　　　　电极片位置（后背）

（4）吸氧。持续氧气吸入，3～5 L/min，必要时面罩吸氧或者呼吸机辅助呼吸。

（5）标识。在患者腕带、病历夹、床头粘贴呼吸道传染病标识。

（6）肺功能训练。指导患者在麻醉清醒后开始深呼吸、正确咳嗽咳痰，咳出痰液用纸巾包裹丢入黄色垃圾桶，必要时备好气管切开用物和吸痰用物。

（7）活动。为了预防血栓发生，结合患者病情和耐受力，在病室内进行有氧运动和抗阻运动，也可穿着弹力袜，有效缓解或改善下肢静脉所承受压力。

（8）管道护理。管道标识清楚、妥善固定，避免打折、扭曲，观察引流液的颜色、性质、量，发现异常及时通知医生。

（9）伤口敷料。患者抵抗力低，增加伤口换药的频次，换药的医疗垃圾用双层黄色垃圾袋盛装。

（10）疼痛管理。术后采用多模式镇痛方式，推荐采用阿片类药物的一次性镇痛泵+非甾体类镇痛药肌内注射，对患者的发热和肌肉痛均可取得较好的镇痛效果。

（11）遵医嘱及时完成各种治疗和血常规，肝、肾功能、

C反应蛋白（CRP），血气分析和病毒核酸等实验室检查。

（12）病房消毒。每天开窗通风2次，每次≥30 min。床单位用有效氯浓度为1 000～2 000 mg/L的消毒剂喷洒、浸泡消毒，仪器设备采用75%乙醇擦拭。物品做到一人一用一丢弃/消毒，尽量使用一次性物品，避免复用物品，垃圾统一用双层黄色垃圾袋盛装，并暂时存放指定地点。

（13）健康宣教。有针对性地进行健康宣教，向患者和家属说明术后佩戴口罩、饮食、活动、管道保护等有关注意事项。

（14）心理护理。患者既是肿瘤患者，又是在病毒感染期间，患者对疾病缺乏认识，需要护士给予专业知识方面的介绍，减轻患者的心理负担。

问题62：在病毒感染背景下，肿瘤患者不同类型发热有什么区别？

肿瘤患者术后一般都有发热，多属于外科热，一般<38 ℃，最高不超过38.5 ℃，患者精神状态比较好，除疼痛外无全身不适。但病毒感染后的发热，患者常常除发热外以干咳、乏力为主要表现，重型患者1周内会出现呼吸困难和低氧血症；实验室检查早期白细胞计数正常或减少，淋巴细胞计数减少，多数患者的CRP升高和血沉加快，严重者D–二聚体升高，外周血淋巴细胞计数进行性减少，血清降钙素原（PCT）正常。癌性发热患者PCT水平低，细菌感染导致的发热患者PCT水平高，PCT对于鉴别肿瘤患者癌性发热与感染性发热具有重要意义，且不受肿瘤炎症因子干扰。护士在观察患者体温的同时，应耐心给患者做好心理护理，消除患者对术后感染的担心。

问题63：对于肿瘤合并病毒感染患者，在氧疗方面需要注意什么？

氧疗指对各类缺氧的治疗，是各种原因引起的低氧血症患者必不可少的治疗，有着纠正缺氧、缓解呼吸困难、保护重要脏器功能、促进疾病痊愈的重要作用。临床使用过程中根据患者实际情况选择适当的氧疗设备，初始可选择鼻导管或面罩吸氧。在使用过程中注意以下几方面：

（1）根据患者血气结果、生命体征、SpO_2状况，选择用氧工具（鼻导管或面罩吸氧、呼吸机辅助呼吸）、氧气流量。

（2）使用前向患者解释操作目的和方法，取得患者的配合，消除患者紧张、恐惧感。

（3）评估呼吸。包括呼吸频率、节律、深浅度、脉搏、SpO_2情况。

（4）评估缺氧情况。口唇、甲床有无发绀表现及发绀程度。

（5）评估鼻腔情况。有无息肉、鼻中隔偏曲、鼻部手术史、分泌物阻塞。

（6）储氧面罩吸氧前检查。储氧面罩各部分功能是否完好，储氧囊是否充盈、有无漏气，氧气管和面罩每日更换。

（7）需要呼吸机辅助呼吸的患者，由专人护理；按照特级护理要求执行分级护理。

放化疗篇

👨‍⚕️ **问题64：在病毒感染背景下，放疗区域患者如何管理？**

（1）进入放疗机房前检测体温，如患者出现发热、咳嗽、乏力、肌肉酸痛等症状暂缓放疗，与主管医生联系后根据病情采取相应措施。

（2）设置候诊区，分时预约放疗，减少患者聚集。

（3）放疗区域标识明显，避免患者询问走动。

（4）减少陪护人员，非活动障碍患者的陪护人员不得进入放疗候诊区。

（5）患者、陪护人员佩戴口罩，保持1 m距离。

（6）放疗病房设置普通病房、隔离病房，分开收治患者。

（7）采用多途径、多方式健康宣教。

👨‍⚕️ **问题65：在病毒感染背景下，肿瘤放疗患者感染的危险因素有哪些，如何预防？**

病毒感染的危险因素包括老年、抗肿瘤治疗导致的免疫低下、并发症（慢性肺部疾病、糖尿病、心血管疾病）。欧洲肿瘤内科学会（ESMO）确定了以下类别患者有感染病毒的潜在风险：①接受化疗或在过去3个月内接受化疗的患者；接受体外循环治疗的患者；②接受放疗的患者；近6个月广泛接受骨移植或外周血干细胞移植的患者；③患有某些恶性血液病的患者；④免疫系统受损的特定肿瘤患者群体；⑤肿瘤患者需要经常住院和就诊，是感染的潜在风险因素，特别是肺癌患者，可能会因病毒感染而出现更严重的症状和更差的预后。

预防措施：疫苗接种可预防肿瘤放疗患者感染病毒。放疗可能会对免疫系统产生影响，大多数接受放疗的患者可以在接种病毒疫苗后产生保护性反应。考虑到放疗期间射线暴露、远隔效应及对血液系统的影响等原因，短程放疗的患者可待疗程结束后再接种疫苗；考虑到病毒感染的风险并结合患者的接种意愿，也可在放疗的任何阶段进行疫苗接种。其他预防措施还包括加强营养，增加抵抗力；保持健康的生活方式等。

问题66：在病毒感染背景下，放疗住院患者病房如何进行管理？

有发热和呼吸道症状患者暂停入院；病毒阳性的癌症患者应该被送往病毒感染专科病房。放疗住院病房应限制陪护人员；避免拥挤；医护人员、患者和陪护人员佩戴医用外科口罩或者N95口罩；医护人员戴手套，使用个人防护用品（PPE），做好2～3级防护。

问题67：头颈部肿瘤患者放疗相关症状与病毒感染症状如何鉴别与护理？

头颈部肿瘤治疗［无论手术、放疗和（或）化疗］相关毒副作用显著，手术可能改变结构和功能，而放疗或化疗的急性副作用包括黏膜炎、功能改变和吞咽困难、乏力、气道水肿。放疗在头颈癌的治疗中占有重要地位，其毒性反应分为急性毒性反应和晚期毒性反应，急性毒性反应基本不可避免但持续时间短，晚期毒性反应一般会持续较长时间且通常永久存在。放疗的毒性取决于多种因素，包括放疗剂量、放疗野大小、患者的遗传学特征，以及同步全身性治疗的使用。同步放化疗常使用的化疗药物包括铂化合物（顺铂、卡铂）、5-氟尿嘧啶和紫杉烷类药物（紫杉醇、多西紫杉醇）。骨髓抑制、恶心和呕吐是这类药物都有的显著副作用。5-氟尿嘧啶引起黏膜炎；顺铂引起周围神经病变和耳毒性、骨髓抑制；紫杉烷类药物引起急性变态反应、骨髓抑制和神经毒性；西妥昔单抗、5-氟尿嘧啶、紫杉烷类和铂化合物可增加放疗诱导性黏膜炎的严重程度和（或）持续时间，同步化疗可加重放疗的急性和晚期毒性反应。

放疗引起的急性毒性反应包括唾液腺损伤和口干燥症、黏膜炎、放射性皮炎、牙齿问题、味觉和嗅觉障碍、口面部疼痛、张口困难、体重减轻和营养不良、焦虑和抑郁等。

病毒感染者会出现咽干、咽痛、咳嗽、发热，部分患者可伴有肌肉酸痛、嗅觉和味觉减退或丧失、鼻塞、流涕、腹泻、结膜炎等。嗅觉丧失和味觉减退会持续存在一段时间，有研究显示平均症状持续时间为8 d。

头颈部肿瘤放疗患者在治疗过程中出现的急性毒性反应和病毒感染后出现的部分症状类似，需要及时进行鉴别诊断，方法包括病原学检测、症状观察等，以便做好对症护理。护理措施包括：

（1）对流行病学史、临床表现、实验室检查结果等综合分析，做出诊断。采集鼻咽或口咽标本进行病毒核酸检测、血液标本采集、口腔分泌物细菌培养等，以进行鉴别诊断。对喉切除者进行病毒检测时，从气切口处和鼻均采集拭子可能提高检测敏感性。

（2）病情观察。观察生命体征、病毒感染症状、放疗毒副作用、深静脉血栓（VTE）等。病毒感染者味、嗅觉异常可随着病情好转而减轻直至恢复正常，放化疗导致的味、嗅觉异常由于其治疗周期长，异常程度逐渐加重，部分患者味、嗅觉异常长期存在，并可能不可恢复。

（3）放疗副作用观察和护理。①放射性口腔黏膜炎：保持口腔清洁卫生，进食前后漱口，漱口水使用温开水、碱性（碳酸氢钠）漱口水等，勿使用含乙醇的漱口水；每日评估口腔黏膜变化情况。②放射性皮炎：保持放疗部位皮肤清洁、干燥，避免摩擦、搔抓、撕皮、风吹、日晒，勿做热敷、冰敷与理疗，有发热需要物理降温者避免在放疗部位进行；穿低领棉质内衣；照射野皮肤禁贴胶布，勿用乙醇、碘酒等刺激性药物，不用肥皂、凡士林，应用软毛巾浸温水轻轻擦洗；局部皮肤遵医嘱使用皮肤保护剂。③疼痛护理：放射性皮炎、口腔黏膜炎、病毒感染均可导致疼痛，遵医嘱使用镇痛药物，必要时使用芬太尼贴剂镇痛，观察药物作用和副作用。④其他。头颈部肿瘤患者在放疗期间以及放疗后易发生颞下颌关节韧带、咬肌、颈部肌肉纤维化，表现为张口受限及颈部活动障碍，患者在放疗一开始需进行头颈部功能锻炼。每天早、中、晚各一次。包括张口练习、颈部活动、眼部活动、耳部活动、叩齿、咽津、鼓腮、弹舌。鼻咽癌放疗者应行鼻腔冲洗。

（4）营养管理。合理膳食，戒烟戒酒，保证充足蛋白质和水分摄入，必要时管喂营养和静脉营养支持。禁食辛辣食物。

（5）心理护理。评估患者心理状态，对焦虑和抑郁患者进行心理疏导，必要时请心理医生介入或转诊。

（6）预防感染。嘱患者正确佩戴口罩，全喉切除者应在气切口处佩戴医用外科口罩（最好是N95口罩），并在口鼻佩戴医用外科口罩或呼吸器；按照放疗预约时间放疗，减少聚集。

问题68：肺癌患者放疗相关症状与病毒感染症状如何鉴别与护理？

肺癌是全世界最常见的癌症死因。临床表现包括肿瘤的胸腔内效应、胸腔外转移、副肿瘤综合征。胸腔内效应如咳嗽、咯血、胸痛、呼吸困难、恶性胸腔积液；胸腔外转移最常见的为肝、骨、脑转移，肺癌中枢神经系统转移的症状包括头痛、呕吐、视野缺损、轻偏瘫、脑神经功能障碍和癫痫发作；副肿瘤综合征，如高钙血症、库欣综合征、高凝状态性疾病、多种神经系统综合征。肺癌全身症状包括但不限于体重减轻、厌食、无力和疲乏。癌性发热、粒细胞缺少性发热以及应用免疫制剂导致的发热、咳嗽等症状都增加了鉴别难度。

放疗（立体定向体部放疗、常规分割放疗）是肺癌治疗的重要手段，不同病理和分期的肺癌患者其原发灶和转移灶均可能进行放疗。放疗患者可能发生急性放射性肺炎，其症状通常发生于放疗后4～12周，也可能发生于治疗过程中，是支气管黏膜损伤的表现。症状为呼吸困难、发热、胸痛、体重减轻等。而同步放化疗和靶向、免疫治疗等手段使得肺癌患者还会出现恶心、呕吐、血液系统毒性。乏力常见，可由全身性化疗、放疗或肿瘤本身引起。以上症状群与病毒感染症状相似，在病毒大流行期间，鉴别病毒性肺炎与放射性肺炎很重要，需做好病情观察、对症护理等。

（1）病情观察。观察肺癌原发症状、放疗并发症、病毒感染症状，倾听患者主诉，尤其是呼吸困难、乏力、全身疼痛等症状，以便进行鉴别。

（2）完善辅助检查。患者出现发热、全身酸痛等症状，结合流行病学史，协助进行血常规、尿常规、CRP、生化指标（肝酶、心肌酶、肾功能等）、凝血功能、动脉血气分析等实验室检查，以及胸部CT、肺功能测定、支气管镜检查、病原学检查。

（3）及时、准确完成治疗。支持治疗包括镇咳、辅助供氧和治疗共存疾病；糖皮质激素治疗是放射性肺炎的主要治疗措施，在《新型冠状病毒感染诊疗方案（试行第十版）》中也推荐采用糖皮质激素治疗。准确、按时、足量使用糖皮质激素药物并观察其副作用。

（4）病毒感染性肺炎护理。做好基础护理。对重型患者密切观察生命体征和意识状态，监测SpO_2；对危重型患者24 h持续心电监测，每小时测量患者的心率、呼吸频率、血压、SpO_2，每4 h测量并记录体温。保持各类管路通畅，妥善固定。卧床患者定时变更体位，预防压力性损伤。按护理规范做好无创机械通气、有创机械通气、人工气道、俯卧位通气、镇静、镇痛、ECMO治疗的护理。评估患者心理状况，做好心理护理。

（5）其他护理。观察吞咽疼痛、胸骨后烧灼感或不适等放射性食管炎症状；观察心慌、胸闷、胸痛等放射性心脏损伤的症状；坚持呼吸功能训练；戒烟戒酒，避免粉尘、油烟等接触；生活规律，充分休息，根据身体情况适当运动。

问题69：乳腺癌患者放疗相关症状与病毒感染症状如何护理？

乳腺癌是全球第一大癌，也是女性癌症死亡的主要原因，乳腺癌治疗涉及肿瘤外科、肿瘤放射科、肿瘤内科等多学科方法，放疗成为乳腺癌患者治疗中不可或缺的方式。乳腺癌放疗过程中会出现靶区如皮肤、肌肉和内脏器官的急性毒性反应，其中心脏毒性，尤其是联用蒽环类化疗药物时，心脏毒性与心脏受照射体积和该区域受到的照射剂量都有关系。心包炎是典型的心脏放射性损伤急性表现，而慢性心包疾病、冠状动脉疾病、心肌病、心脏瓣膜疾病及传导异常是心脏放射性损伤慢性表现。患者出现心慌、心律失常等症状。有心血管疾病患者感染病毒后是重型/危重型高危人群，如乳腺癌患者经过蒽环类化疗药物治疗联合放疗则出现心脏毒性概率增加，因此，在乳腺癌放疗中需要做好如下护理。

（1）严密观察病情，观察心慌、胸闷、胸痛等放射性心脏损伤的症状，倾听患者主诉。当出现病毒感染症状时，及时报告医生进行鉴别诊断。

（2）辅助检查。根据病情进行必要的检查，如血常规、尿常规、CRP、生化指标（肝酶、心肌酶、肾功能等）、凝血功能、动脉血气分析、胸部影像学检查、病毒核酸或抗原检测。

（3）心脏毒性的预防。采用个体化的放疗方案和放疗技术，以减少心脏照射的体积和剂量，例如采取深吸气屏气技术，帮助患者进行深呼吸训练；左侧乳腺癌接受放疗时，减少心脏受到的主要辐射束是最佳策略。应用蒽环类化疗药物同时使用心脏保护剂，如右丙亚胺。减少心脏暴露的其他策略包括：调强放疗、质子治疗、俯卧位。其他冠心病危险因素如吸烟、血脂升高、肥胖及高血压会增加放疗诱导性心脏疾病的风险，因此应消除这些危险因素。

（4）其他护理措施。预防放射性皮炎、放射性食管炎、放射性肺炎；嘱患者在放疗期间注意休息，避免劳累，预防感冒；做好抗炎、抗血栓及营养心肌治疗的用药护理；做好心理护理。

问题70：食管癌患者放疗相关症状与病毒感染症状如何护理？

晚期食管癌患者表现为进行性吞咽困难、体重减轻，有慢性消化道失血者可致缺铁性贫血；原发灶或相关淋巴结转移灶累及喉返神经，患者可能出现声音嘶哑和（或）咳嗽。气管支气管瘘是一种迟发性并发症，由肿瘤直接穿透食管壁并侵犯主支气管引起，此类患者常有顽固性咳嗽或复发性肺炎。

食管癌的治疗方案主要取决于治疗前的准确评估。局部区域食管癌患者的治疗通常包括放疗或放化疗，联合放化疗已取代单纯放疗。食管紧邻心脏，因此心脏暴露无法避免，且可导致心脏受到高剂量照射。放疗或放化疗的心脏毒性可导致良性心包积液，还可能会对左室射血分数产生不利影响。放疗患者有发生食管呼吸道瘘和放疗后食管狭窄的风险。急性放射性食管炎的症状包括吞咽困难、吞咽痛和胸骨后不适；上消化道内镜检查和活检有助于确定诊断并排除其他病因。病毒感染症状与食管癌放疗相关症状有相似性，如吞咽疼痛、发热、心慌等，需要进行鉴别诊断，并做好以下护理。

（1）病情观察。在病毒流行期间及流行地区，密切观察患者出现的病毒感染症状和体征，尤其是发热、咳嗽、恶心、呕吐、吞咽疼痛、心慌等，及时进行流行病学调查、检查和鉴别诊断。

（2）辅助检查。病毒抗原或核酸检测是重点，以排除病毒感染；上消化道内镜检查和活检有助于放射性食管炎诊断；心肌酶、心电图检查可协助检查心脏功能。

（3）根据检查结果，评估患者的治疗目标，病毒感染患者可能取消或推迟放疗，或者调整放疗计划为大分割放疗。

（4）放疗并发症护理。观察吞咽疼痛、进食梗阻感加重、胸骨后烧灼感或不适等放射性食管炎症状，指导半卧位进温热、无刺激的半流食，进食后饮温开水冲洗食管；保持口腔清洁；观察刺激性咳嗽或干咳（或伴少量白色泡沫痰）、伴呼吸急促和胸痛、发热等放射性肺炎症状，指导患者在放疗期间注意保暖，预防感冒；观察心慌、胸闷、胸痛等放射性心脏损伤的症状，嘱患者在放疗期间注意休息，避免劳累；做好抗炎、抗血栓及营养心肌治疗的用药护理。

（5）其他护理措施。营养指导、疼痛护理、心理护理、活动指导、预防感染等。

问题71：结直肠癌患者放疗相关症状与病毒感染症状如何护理？

根据世界卫生组织（WHO）的全球肿瘤流行病学数据库（GLOBOCAN），2020年在全球范围内，结直肠癌分别是男性和女性中最常诊断的第三大和第二大癌症。结直肠癌局部典型症状/体征包括便血或黑便、腹痛、其他原因无法解释的缺铁性贫血和（或）排便习惯改变，较少见的主诉症状包括腹部膨隆和（或）恶心、呕吐。

根据临床分期，治疗方式包括手术、放化疗、靶向治疗等措施。放疗可造成小肠和大肠的急性损伤，急性放射性肠炎症状包括腹泻、腹部绞痛、腹痛、恶心、呕吐、厌食和不适，放射性腹泻常出现于治疗的第3周。联合同步化疗，如因肠癌接受5-氟尿嘧啶、奥沙利铂、伊立替康等化疗药物的患者消化道毒性加重。

恶心、呕吐、厌食、腹痛、腹泻等消化道症状在病毒感染患者中亦常见，因此，在接受放疗的结直肠癌患者中，如出现以上和病毒感染相似的症状，则需要进行鉴别诊断，并根据诊断结果调整放疗方案，并做好以下工作。

（1）病情观察。掌握急性放射性肠炎的症状，和病毒感染进行鉴别。放疗期间出现腹泻和腹痛的患者应疑诊急性放射性肠炎，但如患者同时出现发热、咳嗽、肌肉酸痛等病毒感染征象，需报告医生进行鉴别诊断。

（2）辅助检查。病毒抗原或核酸检测是重点，以排除病毒感染；对于腹泻患者，取大便培养来排除其他原因引起的感染性腹泻。CT检查可能显示与放射野相关的肠袢增厚。

（3）放疗并发症护理。主要是做好急性放射性肠炎的护理。每次放疗前排空大便，观察患者大便的次数、量、颜色、性状，有无腹痛、肛门坠胀、里急后重等症状，并及时做好记录；合理饮食，避免进食辛辣的食物、含过多膳食纤维的食物、易引起肠胀气的食物或其他对肠壁有刺激性的食物，鼓励进食低纤维、低脂、高热量、高蛋白、高维生素的食物；肛周皮肤护理，每日温水坐浴2~3次，浴后肛门保持干燥，每次便后用柔软的湿纸巾擦拭，温水清洗，局部皮肤可涂氧化锌软膏防止皮肤破溃；鼓励患者多进行排便功能锻炼，如做提肛运动，提高肛门部肌肉功能，有利于保持正常的排便功能。

（4）其他护理措施。如心理护理、活动指导、用药护理、预防感染等。

问题72：妇科肿瘤患者放疗相关症状与病毒感染症状如何护理？

患者在放疗过程中会出现急性放射性膀胱炎，表现为刺激性排尿症状（如排尿困难、尿频、尿急、尿痛）和膀胱痉挛；胃肠道损伤，表现为厌食、恶心、呕吐、腹泻、腹痛、直肠不适和里急后重；其他如急性阴道黏膜炎、阴道溃疡或坏死、直肠阴道瘘和膀胱阴道瘘、急性皮肤反应等。病毒感染患者不同程度出现恶心、呕吐、腹泻等症状，需要与放射性损伤鉴别，并做好相应的护理。

（1）营养指导。可指导患者进食高蛋白、高维生素、高热量食物，腹泻患者避免进食辛辣的食物、含过多膳食纤维的食物、易引起肠胀气的食物或其他对肠壁有刺激性的食物，可口服益生菌；严重腹泻者，需暂停放疗。

（2）阴道冲洗。一般患者每日用温水冲洗1次，对分泌物多、有感染的患者，每日阴道冲洗2次；对大出血者禁阴道冲洗。

（3）保持照射野皮肤清洁、干燥，局部使用皮肤保护剂。

（4）放射性直肠炎护理。每次放疗前排空大便，观察大便次数、量、颜色、性状，有无腹痛、肛门坠胀、里急后重等症状；每日温水坐浴2～3次，浴后肛门保持干燥；每次便后用柔软的湿纸巾擦拭、温水清洗，局部皮肤可涂氧化锌软膏防止皮肤破溃；鼓励患者做提肛运动，提高肛门部肌肉功能，有利于保持正常的排便功能。

（5）急性放射性膀胱炎护理。指导患者在每次放疗时保持膀胱容量和定位时一致，多饮水，保证每日饮水量在2 000 mL以上；观察小便情况，如有尿频、尿急、尿痛、肉眼血尿等症状给予对症处理。

（6）骨髓抑制护理。观察血常规结果，如出现白细胞、血小板、血红蛋白水平降低等骨髓抑制现象，遵医嘱用药。

（7）盆底肌功能训练。推荐采用凯格尔（Kegel）运动行康复锻炼，在运动过程中照常呼吸、放松肌肉，运动前排空尿液；取平卧位，双腿弯曲；吸气时收缩耻骨和尾骨之间的盆底肌群由外向内、由下往上收紧提升，以感觉尿道口和肛门之间的会阴部向内紧缩并向上提升为准，每次收缩不少于3 s后放松，呼气时肌肉慢慢放松，感受到盆底肌下降和伸展，停留不少于5 s，即为一次完整的动作。每日2～3组，每组15～30 min或每日做150～200次。

（8）确诊病毒感染者需进行抗病毒和对症治疗。患者在放疗区域全程佩戴医用防护口罩、严格手卫生。

👨‍⚕️ **问题73：中枢神经系统肿瘤患者放疗相关症状与病毒感染症状如何鉴别与护理？**

病毒感染患者出现神经系统并发症，最常见有肌痛、头痛、脑病和头晕、味觉障碍、嗅觉丧失；脑卒中、运动障碍、运动和感觉障碍、共济失调和癫痫发作不常见；部分患者出现持续性神经系统症状，如头痛、嗅觉丧失/味觉障碍、认知功能障碍、自主神经功能障碍、失眠或其他睡眠障碍。部分病毒感染患儿有神经认知症状（头痛、昏睡和意识模糊）、癫痫发作等。重症病毒感染患者在康复期，乏力、呼吸困难、记忆障碍和肌痛最为常见，其发生机制为全身性功能障碍导致神经损伤、肾素—血管紧张素系统功能异常、免疫功能紊乱、病毒直接侵犯神经系统。

病毒感染后发生的神经系统并发症表现与中枢神经系统肿瘤相关症状类似，需进行鉴别。如中枢神经系统肿瘤患者放疗过程中出现以上症状，需结合其他症状和体征，尤其是发热、咳嗽等呼吸系统症状，同时结合病毒核酸检测结果进行判断。护理重点包括：

（1）病情观察。包括生命体征、意识、瞳孔、肌力及肌张力、运动感觉功能等。

（2）评估潜在护理风险。包括跌倒、压力性损伤、VTE、营养不良等风险。

（3）心理评估。了解患者及家属对放疗目的、方法和预后，以及病毒感染的认知程度，家属对患者的关心、家庭对治疗的经济承受能力等社会支持情况。

（4）安全护理。对于存在意识障碍、躁动、癫痫发作等症状者，应采取相应措施，预防意外损伤，必要时采取约束措施；对于肢体活动障碍者，防止跌倒；做好VTE、压力性损伤的预防、护理；对于俯卧位通气患者，预防臂丛神经损伤。

（5）饮食护理。加强营养，增强体质，弥补感染对放疗患者造成的不利影响，尤其是味、嗅觉丧失或者障碍的患者。

（6）并发症的护理。常见并发症如颅内高压、癫痫等。

（7）健康教育。对患者和家属就中枢神经系统肿瘤治疗和病毒感染症状、预防等进行健康指导。

问题74：对于病毒感染痊愈后的肿瘤患者，如何预防抗肿瘤治疗的不良反应？

（1）对于消化系统不良反应如恶心、呕吐等，可预防性使用止吐及保胃药物，指导患者多饮水，促进药物的排泄，避免毒性聚集。

（2）骨髓抑制是临床抗肿瘤治疗后可能出现的较严重的不良反应，建议抗肿瘤治疗前严格评估患者的适应证，对于存在造血功能低下或者在病毒感染前以往化疗、放疗中出现过白细胞和血小板水平低下的肿瘤患者要谨慎使用。为保证用药安全，在进行药物治疗前应进行血常规检查，随时监测患者情况。

（3）抗肿瘤治疗前对患者的心功能进行评估，了解患者情况，掌握其适应证，选择合适的抗肿瘤药物，在治疗过程中严密监测心血管功能。

（4）在部分抗肿瘤药物使用过程中，患者会出现呼吸系统不良反应，主要表现为肺炎样病变及肺纤维化，导致患者出现原因不明的咳嗽、气急等。因此，病毒感染痊愈后的肿瘤患者在抗肿瘤治疗前应常规进行肺部CT检查，以排除肺部炎症及感染情况，同时也利于帮助患者鉴别抗肿瘤药物治疗后肺部病变的原因。

（5）指导患者在抗肿瘤治疗前适当补充维生素、干扰素等，以降低或者抑制抗肿瘤药物导致的神经毒性。

👨‍⚕️ 问题75：对于病毒感染痊愈后的肿瘤患者，如何预防靶向治疗的不良反应？

对于病毒感染痊愈后的肿瘤患者，应根据患者状态、疾病分期、治疗目标调整治疗策略，以预防或者减少靶向治疗导致的不良反应的发生，降低治疗相关脏器不良反应发生率，缩短住院时间和避免非预期住院。常见不良反应及预防措施如下。

（1）皮肤及黏膜相关毒性反应。保持皮肤、黏膜清洁、卫生、湿润；避免直接日晒，可涂抹皮肤保湿霜及防紫外线产品；穿宽松的衣服鞋袜减轻摩擦；食用柔软、无刺激、易于咀嚼和吞咽等不会引起口腔病变的食物；鼓励多喝水，含服蜂蜜、咀嚼口香糖、涂抹润唇膏减少口腔干燥。

（2）肺毒性反应。鉴别是病毒感染后导致的肺炎，还是抗肿瘤药物使用后导致的肺毒性；用药时间避免与胸部放疗同步进行，可采用序贯疗法；加强病情的监测和随访，出现新发呼吸道症状或发热时，及时行胸部影像学检查；密切观察病情，一旦发生或怀疑肺毒性时，应立即停药。

（3）心血管系统毒性反应。监测血压，避免与损害心脏的药物合用，定期进行心功能评估和监测。

（4）消化系统毒性反应。最常出现的胃肠道反应有恶心、呕吐、腹泻。注意在用药前评估消化系统毒性反应，合理饮食。

（5）血液系统毒性反应。注意防止骨髓抑制，尤其注意预防血小板减少症。

（6）输注相关不良反应。注意输液速度，加强巡视监护，及时发现并处理输注相关不良反应。

（7）其他毒性反应。如神经系统毒性反应、代谢性毒副反应等。

问题76：对于病毒感染痊愈后的肿瘤患者，如何做好治疗安全性管理？

对于病毒感染痊愈后的肿瘤患者，应根据患者状态、疾病分期、治疗目标调整治疗策略，旨在减少免疫治疗相关不良反应的发生，降低治疗相关脏器不良反应发生率，缩短住院时间和避免非预期住院。免疫治疗安全性管理的五大支柱如下。

（1）预防。重在预防，充分了解免疫不良反应谱，识别免疫相关风险因素，告知患者及家属一旦有异常及时告知医护人员。

（2）评估。全面基线检查，以便在治疗中、治疗后进行对比，作为判断是否有免疫治疗相关不良反应发生及不良反应严重程度分级的依据。基线检查包括体格检查、实验室检查、影像学检查，重点是胸部CT检查。

（3）检查。在治疗过程中注意监测，与基线做对比，一旦发现异常及时处理。

（4）治疗。根据不同的免疫治疗相关不良反应进行对症处理，同时结合患者基本情况考虑是否停止免疫治疗，是否使用激素等。

（5）监测。了解不良反应缓解曲线，加强监测，及早发现不良反应再次出现并及时处理。加强患者健康教育，充分利用互联网医院及时报告不良事件。注意与病毒感染所致症状鉴别。

问题77：对于病毒感染痊愈后的肿瘤患者，如何预防内分泌治疗相关不良反应？

病毒感染痊愈后的肿瘤患者如继续内分泌治疗，一定要注意预防五大内分泌治疗相关不良反应。

（1）常见不良反应。主要包括：食欲减退、恶心以及头晕，还有面部潮红以及皮疹等。

（2）肝功能异常。一些患者有可能会出现白细胞以及血小板减少的情况，还有可能会发生肝功能异常，但通常都不会特别严重，在治疗期间应定期检查血常规、肝生化指标，注意患者肝损害的症状及体征，并避免同时使用其他具有肝毒性的药物。

（3）骨质疏松。因为患者的雌激素分泌受到抑制，可能会发生骨关节、肌肉方面的不良反应，比如骨质疏松以及骨痛，还有关节、肌肉疼痛，严重者出现骨折，一定注意预防跌倒和坠床的发生，做好安全防护。

（4）妇科疾病。乳腺癌内分泌治疗引起的不良反应还包括阴道出血、子宫内膜增生、子宫肌瘤、卵巢囊肿等，甚至诱发子宫内膜癌的发生，需要定期监测子宫内膜的情况。

支持治疗篇

问题78：在病毒感染背景下，肿瘤患者出现恶心、呕吐症状如何护理？

肿瘤患者由于身体状况的特殊性，疾病本身、手术、放化疗都可能导致恶心、呕吐，如果合并病毒感染可能会加重恶心、呕吐症状。有研究表明，伴有胃肠道症状的呼吸道病毒感染患者症状更严重，机体恢复时间更长。因此，对肿瘤患者合并病毒感染的临床诊治，需要注意观察患者恶心、呕吐的频次，呕吐物的颜色、性状和呕吐量，是否伴有喷射性呕吐。严重呕吐时需注意观察患者有无尿少，口渴，皮肤、黏膜干燥等脱水现象。当患者呕吐时，应协助患者取上半身抬高、侧卧位，平卧位患者应头偏向一侧以防止误吸。对于因剧烈呕吐而禁食者，应准确记录入水量、进食量、尿量、排便量、呕吐量及出汗情况，及时补充丢失的水分和电解质，在呕吐停止后给患者漱口，清理被污染的衣服及环境。指导患者进食清淡易消化的食物，比如小米粥、蔬菜汤等，少吃辛辣、油腻的食物。如果病情比较严重，遵医嘱予止吐治疗，比如藿香正气液、维生素B_6、甲氧氯普胺等。

问题79：在病毒感染背景下，肿瘤患者出现腹痛、腹泻怎么处理？

腹痛是胃肠运动和感觉紊乱的症状，目前病毒感染引起腹痛的机制尚未明确，肠系膜淋巴结肿大被认为是肺炎患儿腹痛的潜在机制。患者感染病毒后引起腹泻的主要原因可能有三个方面：①病毒感染使身体免疫力功能下降，如果饮食不当，就会使胃肠道受刺激，引发腹痛、腹泻；②口服抗病毒药物的副作用，可能会引起胃肠道菌群失调，从而出现腹泻；③病毒侵袭机体，体内的病毒量不断增多，可能会导致胃肠功能紊乱，消化吸收不良。因此，首先需要调节的是饮食，尽量以清淡、易消化的食物为主。其次多喝温水，补充水分有利于缓解腹泻现象。腹泻会带走体内的水分和电解质，可以适当喝一些葡萄糖口服液或者电解质水，调节机体水盐平衡。如果腹泻比较严重，可以在医生的指导下给患者服用止泻药物。据报道，在确诊病例粪便标本中检测出病毒RNA，这表明个体可能通过粪口途径感染病毒。建议患者在如厕前后都要洗手，不要用未清洗的手接触鼻子和眼睛等部位的黏膜。

问题80：在病毒感染背景下，肿瘤患者出现头痛的原因有哪些，如何缓解头痛？

头痛是肿瘤患者感染病毒后最常见的症状。病毒在呼吸道传播时，还与上皮细胞上表达的血管紧张素转换酶2（ACE2）结合，进入血流，通过血管途径传播到中枢神经系统，引发头痛。免疫细胞在应对病毒感染时释放的细胞因子如肿瘤坏死因子、白细胞介素-2、粒细胞—噬细胞集落刺激因子等可能导致头痛。病毒侵入肺组织时，可能引起肺泡气体交换障碍，导致大脑缺氧，增加脑细胞线粒体厌氧代谢和酸性代谢产物的积累，造成脑血流受阻，脑细胞肿胀，脑血管扩张，除因缺血、充血引起头痛外，病毒直接侵入神经系统也可引起头痛。病毒感染所致头痛可以通过物理治疗、药物治疗来缓解。指导患者在头部进行冷敷或者热敷，以促进血液循环，疏通经络缓解头痛。对于头痛剧烈的患者，遵医嘱指导患者口服镇痛药物，如布洛芬缓释胶囊等。

问题81：在病毒感染背景下，肿瘤患者出现嗅觉、味觉减退如何护理？

嗅神经是病毒进入并感染中枢神经系统的途径，当含有病毒的呼吸道飞沫到达鼻黏膜时，病毒可直接感染嗅觉感觉神经元。病毒的飞沫接触眼睛结膜或舌味蕾后感染三叉神经或孤束，病毒可通过逆行传播感染中枢神经系统。指导感染病毒后出现嗅觉和味觉减退的患者做一些简单的味、嗅觉刺激训练。多用芳香气味刺激嗅觉，以改善嗅觉。这种方法不仅可以用于嗅觉训练，还可以缓解压力、调节免疫功能、改善睡眠质量、缓解疼痛、减轻焦虑、改善行为和缓解精神症状等。味觉刺激：可指导患者根据个人口味爱好准备一些不同味觉的食物，例如柠檬、蔗糖、苦瓜、辣椒等，用小棉签分别蘸取食物，将不同味道的食物放置在舌头的相应敏感区域进行刺激。

问题82：在病毒感染背景下，肿瘤患者出现咽喉痛症状如何缓解？

咽喉痛是指喉咙后面组织的炎症引起的疼痛，是病毒感染后最常见的耳鼻咽喉功能障碍之一。为了应对病毒感染，人体可能会在气道中释放炎症介质（如前列腺素和缓激肽），从而影响喉咙组织层的感觉神经，引起咽喉痛。为了缓解疼痛，首先，指导患者进食容易消化及刺激性较小的食物，多吃富含维生素C和水分的瓜果蔬菜。多喝温水是缓解咽喉痛最简单有效的方式，可以稀释痰液，促进咽喉黏膜恢复。用盐水漱口也可改善咽喉肿痛，高渗盐水可以使咽部形成碱性环境不利于病毒生存。薄荷中含有薄荷醇，可以刺激气管产生新的分泌液，促进黏液排出，因此吃点薄荷糖也可缓解咽喉痛、有痰等症状。如果患者症状严重，遵医嘱指导患者用药，如含服西瓜霜含片、清咽滴丸、咽立爽、西地碘含片等缓解咽喉痛症状，也可以口服布洛芬、洛索洛芬等解热镇痛抗炎药。

问题83：在病毒感染背景下，肿瘤患者出现肌痛、关节痛症状如何护理？

肌痛是肌肉疼痛或不适的症状，多由全身或局部感染引起，同时可能引起关节疼痛或僵硬。肌痛与病毒感染密切相关，可作为目前最强的阳性预测指标。据报道，病毒感染后肌痛、关节痛的发生率为1.5%～61.0%。全身性肌痛也非常常见，但局灶性肌痛应高度怀疑横纹肌溶解症，这是一种潜在的致命综合征。病毒感染时白细胞介素-6水平上调并引起肌痛或关节痛。当细胞因子刺激前列腺素E_2的产生，而前列腺素E_2通过外周疼痛感受器介导疼痛时，也可引发肌痛。因此，不含激素的非甾体抗炎药，其机制就是抑制前列腺素的合成，从而到达镇痛效果，因此服用此类药物可以明显缓解疼痛。当指导患者口服非甾体抗炎药时，应注意告知患者用药注意事项：在饭后服药以减轻消化道副作用，并严格遵医嘱用药，不可与解热镇痛抗炎药联合使用，以免引发消化道溃疡甚至出血。肿瘤患者口服用药比较复杂，对于中重度肝、肾功能不全者或联合使用其他对肝、肾功能有损伤的药物时，需在医生指导下调整药物剂量，定期监测肝、肾功能，警惕肝、肾功能不全加重，当出现恶心、皮肤黄染、尿量减少时需及时处理。

👨‍⚕️ **问题84：在病毒感染背景下，肿瘤患者出现神经痛症状怎么办？**

病毒感染人体后，刺激机体释放细胞因子、炎性介质等活性物质，可能刺激神经末梢引发神经痛。此外，一些具有嗜神经性的病毒在进入人体后，在体内大量复制并感染神经系统，对神经细胞造成损害后会产生神经痛，患者会感觉全身各处，特别是后背和四肢有针扎样疼痛。如果疼痛比较轻微，建议指导患者通过多注意休息，保持充足的睡眠，并多注意自身的保暖，从而缓解症状；也可以通过按摩、热敷等方法，缓解局部疼痛。如果疼痛的情况比较严重，用上述方法不能明显缓解，遵医嘱指导患者口服镇痛药物，比如布洛芬、对乙酰氨基酚等药物进行治疗。

👨‍⚕️ **问题85：在病毒感染背景下，肿瘤患者可能会出现哪些眼部症状，如何处理？**

病毒感染导致的眼病临床表现多样，多以结膜炎为首发病变，表现球结膜充血、水样分泌物、溢泪、瘙痒、异物感、眼痛、眼红、流泪、干眼等。病毒感染引起的结膜炎症状可局部使用滴眼液对症治疗，如果出现结膜等眼表组织的干涩或其他结膜炎症状，可以用非甾体抗炎药类眼药水，例如普拉洛芬滴眼液、双氯芬酸钠滴眼液；如果合并细菌感染，有分泌物的，可以用抗生素滴眼液，例如妥布霉素滴眼液、左氧氟沙星滴眼液等。但也有极少一部分患者在感染病毒后出现因凝血状态改变、微血栓形成及炎症因子介导的血管收缩，导致视网膜局部炎症反应和（或）缺血，出现视力下降、视物模糊、变形、重影、视野有遮挡感等症状，如果出现上述症状，可能是急性黄斑神经视网膜病变，应及时到眼科就诊。

问题86：在病毒感染背景下，肿瘤患者出现焦虑症状怎么办？

肿瘤患者合并病毒感染后诸多不确定因素会加重患者心理负担，焦虑症状是最常见的精神心理症状。患者的焦虑可引起躯体的一些非特异性症状，包括心悸、气短、大汗、腹痛和恶心，患者也可能出现食欲减退、精力下降或失眠，有时还会出现过度警觉和易激惹。焦虑患者的典型主诉为苦恼、担忧、悲伤和恐惧等负性情感。患者通常警觉性增高或过于警惕，情绪不稳定，可能突然哭泣或大发脾气，患者常有失眠、噩梦，醒后感到疲倦或精疲力竭，因此痛苦万分，觉得绝望无助，甚至产生自杀的想法。如果焦虑发展为惊恐发作，患者会有濒死感，有末日就要来临的感觉。有效的信息支持可以降低患者的焦虑感、提高患者参与自我照护的能力和积极性。为了提高信息支持的效率，推荐采用IIFAR方案为患者提供信息支持。

（1）初始核对（initial check，I）。①开始提供信息前，检查患者的一般情绪和认知状态，确定他处于接受信息的最佳时机；②核对、确认他确实需要信息支持；③通过让患者用自己的话说出其所获得的信息，以确定他已拥有的信息及仍需要的信息；④对患者的基本需求、信息的复杂程度进行判断。

（2）信息交流（information exchange，I）。①对信息进行编排形成一个个信息包；②宣教时传递每个信息包之间可以有一段停顿时间，以便进行提问、复述和讨论；③避免掺杂多余的信息以保证信息支持内容的有效性。

（3）最终的准确性核对（final accuracy check，FA）。①在交流结束之前，要求患者用他们自己的语言说出此次交流信息关键点的概要；②研究者仔细地倾听，找出其中的错误和空白，然后重新向患者宣教其缺失的信息。

（4）反应（reactions，R）。在准确性核对之后，改变研究者主导的信息沟通氛围，确保患者处于放松状态，简要地与患者一起探讨其对信息的反应和由此引发的想法和感觉。当患者焦虑症状无法缓解时，建议精神科会诊给予抗焦虑药物治疗。

问题87： 在病毒感染背景下，肿瘤患者抑郁伴随的躯体症状和躯体疾病所致的症状如何鉴别？

肿瘤患者合并病毒感染后的各种躯体症状，如疲乏，可能加重患者的抑郁症状。抑郁症状可表现为情绪低落（depressed mood）、兴趣缺乏（loss of interest）及乐趣丧失（loss of pleasure）。患者常常诉说自己心情不好，高兴不起来，在低沉、灰暗的情绪基调下，患者常会感到绝望（hopelessness）、无助（helplessness）和无价值（worthlessness），对各种以前喜爱的活动缺乏兴趣，无法从生活中体验到乐趣，甚至出现自责自罪、精神病性症状（妄想或幻觉）、认知症状（注意力和记忆力下降）、自杀观念和行为、精神运动迟滞或激越、睡眠障碍、食欲紊乱、性欲缺乏、精力丧失且晨重夜轻，非特异躯体症状如全身疼痛、周身不适、胃肠功能紊乱、头痛、肌肉紧张等。但需要注意的是很多非特异的躯体症状也可能由于肿瘤、病毒感染及相关的治疗引起，而不是抑郁伴随的躯体症状。

问题88：在病毒感染背景下，当肿瘤患者出现抑郁症状时如何提供情感支持？

给予患者情感支持的目的是通过营造安全的环境，帮助患者主要通过情感护理会谈放松情绪，自由地表达情感，并与患者一起探索和讨论情感反应，交流并理解患者的情绪反应。提供情感支持的具体过程如下：

（1）营造安全的会谈情境。①会谈环境要求安静、舒适、不易被打扰，会谈时间应避开医生查房和治疗集中的时间段，此外，注意将电话调为静音状态，避免打扰谈话；②在一般情况下，会谈为一对一的访谈，但在家属要求和患者同意的情况下家属可参与会谈；③缩小社交隔阂，通常与患者坐在一起，形成一个舒适的角度坐着，对卧床患者则坐在其床旁，避免站立姿势让患者产生压抑感。

（2）建立信任关系。尊重患者并积极关注患者的感受，对其想讨论的事情和想法不加约束，积极倾听、接纳其流露的个人情感，如担心、懊悔、愤怒、消极的想法等。对患者的想法和情感不作评判和批评，让其感觉到安全和被接纳，这样能取得患者的信任，并让情感护理得以继续，使会谈内容更加深入。

（3）促进患者的情感表达。随着谈话的深入，患者的心理防御降低，患者会流露出一些个人情感，此时，继续给予患者持续的关注、耐心的倾听和鼓励，和患者探讨患者更深层次的想法和情感，并采用理解、接纳、共情的方法予以回馈。在会谈中对患者表现出的积极因素给予肯定和鼓励，使患者情绪向积极方向转变。

（4）结束情感护理会谈。在会谈结束前，与患者核实会谈留给患者的感受以及患者对自己面临的事情的感受。通过核实和对会谈内容进行小结，将患者从之前的情感表达中带回来，给患者留下一个会谈结束的印象。

问题89：在病毒感染背景下，肿瘤患者出现失眠、多梦，如何提高睡眠质量？

肿瘤患者失眠的发生率较高，加之合并病毒感染后躯体症状导致的不适更加剧失眠。首先应综合评估患者的躯体症状，对症治疗，尽量增加患者的舒适度。其次，加强患者睡眠卫生教育，包括帮助失眠患者建立并坚持"昼醒夜眠"的作息习惯，帮助患者认识到不良睡眠习惯对睡眠的影响，分析和寻找形成不良睡眠习惯的原因，教育患者学会控制与纠正各种影响睡眠的行为，通过营造舒适的睡眠环境、维持固定的起床时间、尽量减少卧床时间、注意饮食调节、睡前进食易消化的食物、避免令人过于兴奋的娱乐活动、戒烟戒酒等方式改善患者的睡眠质量，建立良好的睡眠习惯，改善不良睡眠习惯引起的失眠。应激、紧张和焦虑是患者失眠的常见因素，放松治疗可以缓解上述因素带来的不良影响，是治疗失眠常用的非药物疗法。放松治疗的目的是降低卧床时的警觉性及减少夜间觉醒。

方法主要包括想象性放松、冥想放松、渐进性肌肉放松、腹式呼吸训练、自我暗示法。患者计划进行放松治疗后应坚持每天练习2～3次，环境要求整洁、安静，初期应在专业人员指导下进行。2～4周可见效，通常连续治疗6周以上。放松治疗可作为独立的干预措施用于失眠治疗。

问题90：在病毒感染背景下，肿瘤患者出现哪些症状需要住院紧急救治？

肿瘤患者免疫力较低下，清除病毒能力弱，出现以下症状需要住院紧急救治。①持续高热＞3 d或（和）出现咳嗽、气促等，但呼吸频率＜30次/min，在静息状态下吸空气时SpO_2＞93%，影像学可见特征性病毒性肺炎表现；②出现气促，呼吸频率＞30次/min；③在静息状态下，吸空气时SpO_2≤93%；④症状进行性加重，胸部影像学显示24～48 h病灶明显进展＞50%；⑤体温≤35 ℃；⑥失语或不能行动；⑦胸部或腹部疼痛，虚弱或脚步不稳；⑧持续不能进食，或腹泻、呕吐超过2 d；⑨出现意识混乱或精神状态明显转变、抽搐；⑩原有基础疾病明显加重且不能控制。

问题91：在病毒感染背景下，肿瘤患者出现咳嗽症状如何缓解？

肿瘤患者合并病毒感染，气道会受到损伤。气道黏膜上皮受损之后，黏膜下的神经暴露，容易对外界刺激过度敏感。如说话、受冷或者闻到异味就会出现咳嗽。轻症的咳嗽无须治疗，对于既往有呼吸系统疾病的肿瘤患者，如哮喘、慢性阻塞性肺疾病或肺纤维化等，及时向医生了解治疗方案是否需要调整。对于既往有高血压的肿瘤患者，检查服用的降压药药名是否含有"普利"，这是一种血管紧张素转化酶抑制剂，可能会导致肿瘤患者咳嗽症状加重。需及时向医生了解降压药物是否需要调整。对于既往有心肺疾病的肿瘤患者，需要自备"指氧仪"，动态了解SpO_2的变化。此外，对患者加强健康宣教：吸烟者建议戒烟；保持环境温暖、湿润；适当活动，避免过于劳累或过于清闲；禁止摄入生冷食物；注意保暖；必要时可采取刮痧、揪痧、针灸、局部穴位按摩等方法；饮食疗法，如食用梨汤、百合、藕等。

问题92：在病毒感染背景下，肿瘤患者出现发热如何处理？

肿瘤患者因放化疗或手术后、靶向治疗后免疫力降低，容易发生各种并发症。若合并病毒感染出现发热，需鉴别普通感冒、癌性发热和感染性发热，根据发热原因进行针对性处理。①指导患者多休息，密切监测体温变化；②每天饮水2 000～2 500 mL，一般不要超过3 000 mL；③选用清淡可口的食物，如小米粥、牛奶、玉米、煮鸡蛋等，这类食物容易消化，不容易引起反胃；④体温不超过38.5 ℃，可采用物理降温，如温水擦浴、乙醇擦拭、大动脉冰敷，避免体温持续增高；⑤体温超过38.5 ℃，适当服用退热药物，如对乙酰氨基酚、布洛芬、阿司匹林、金花清感颗粒、连花清瘟颗粒/胶囊等，同时注意补充水和电解质，避免患者发生脱水以及水、电解质紊乱等情况；⑥如患者正在接受抗肿瘤治疗，或者肝、肾、凝血功能有一定损伤，需在用药前通过网络门诊等途径咨询主管医生的建议；⑦感染性因素导致发热的肿瘤患者，则需要到医院进行规范、有效的治疗。

问题93：在病毒感染背景下，肿瘤患者出现痰中带血、咯血症状怎么处理？

肿瘤患者合并病毒感染，出现痰中带血，可能是咳嗽引起的毛细血管破裂造成的，这种情况不必过度担心。嘱患者将使用过的纸巾、口罩、一次性手套以及其他生活垃圾，放进专用带盖垃圾桶，防止造成附近人员感染。若患者咯血，则强调：①卧床休息，注意保暖，观察咯血量，定时测量血压、脉搏、呼吸；②对于高热患者，胸部或头部可置冰袋，有利降温止血；③吸氧、镇静、剧烈咳嗽加重咯血者，给予镇咳治疗；④也可根据病情，鼓励患者轻微咳嗽，将血液咯出，以免滞留于呼吸道内，观察患者有无早期窒息的迹象，做好抢救窒息的准备；⑤保持大便通畅，防止患者用力大便加重咯血；⑥流食或半流质清淡饮食，大咯血期间禁食，做好抢救工作，做好水、电解质及能量补充；⑦发生大咯血，就地抢救，禁忌搬动；⑧大咯血患者，取患侧卧位或头低脚高位，加强体位引流，尽量倒出积血，或用吸引器将喉或气管内的积血吸出；⑨咯血并发症主要有窒息、失血性休克、吸入性肺炎和肺不张等，注意及时通畅气道、扩容、抗感染等；⑩停用抗凝药物和抗血小板类药物等。

问题94：在病毒感染背景下，肿瘤患者出现鼻塞、流涕怎么处理？

病毒对上呼吸道造成侵犯，肿瘤患者可能会出现鼻塞的情况，随之逐渐出现流涕。建议通过日常护理，遵医嘱局部外用药物、口服药物来缓解症状。

（1）适当热敷。使用热毛巾等物品对患者鼻根部热敷，促进局部血管扩张，有效减少阻力，缓解鼻塞症状。

（2）环境调整。将室内湿度调整至50%左右，避免室内过于干燥，勤开窗通风。

（3）用生理盐水或淡盐水喷鼻，稀释鼻腔分泌物，可有效减轻分泌物阻塞引起的鼻塞症状，同时也可以清洗鼻腔。

（4）局部外用药物。遵医嘱使用丙酸氟替卡松鼻喷雾剂等糖皮质激素药物局部消炎，减轻鼻黏膜充血、水肿，缓解鼻塞。若患者出现严重鼻塞，还可以在专业医生指导下使用盐酸赛洛唑啉滴鼻剂等肾上腺素受体激动剂进行治疗，可以达到缓解鼻部充血、鼻塞的作用。

（5）口服药物。除局部外用药物外，患者可以同时服用氯雷他定片、盐酸西替利嗪片、马来酸氯苯那敏片等抗组胺药物缓解鼻腔黏膜水肿，进而缓解鼻塞的症状。

问题95：在病毒感染背景下，肿瘤患者出现气紧、气促怎么办？

肿瘤患者合并病毒感染，出现气紧、气促，可通过调整体位及应用呼吸技巧来缓解症状。

（1）通过调整体位缓解气紧、气促症状。

以下为缓解气紧、气促的几种体位，你可以试试各种体位，确定哪一种对你有效。同时，你还可以在采用以下任何体位时尝试下述的呼吸技巧，帮助你缓解气紧、气促。

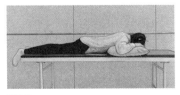

俯卧位
腹部朝下躺平（俯卧）可以帮助缓解气紧、气促。虽然这并不适合每一个人，但值得尝试。

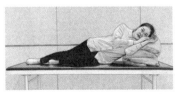

斜坡侧卧
用多个枕头支撑身体上部及头颈部，侧卧，膝盖微微弯曲。

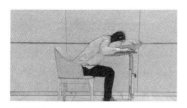

前倾坐位
坐在一张桌子旁，腰部以上前倾，头颈趴在桌面的枕头上，手臂放置于桌上。你可以尝试不使用枕头，直接趴在手臂上。

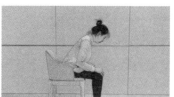

前倾坐位（面前无桌子）
坐在椅子上，身体前倾，手臂放置于膝盖或椅子扶手上。

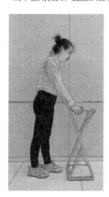

前倾立位
立位下，身体前倾，伏于椅子或其他稳定的支撑面上。

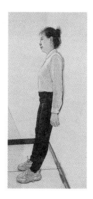

背部倚靠立位
背靠墙壁，双手置于身体两侧，双足距墙约30 cm，微微分开。

（2）通过应用呼吸技巧来缓解气紧、气促症状。

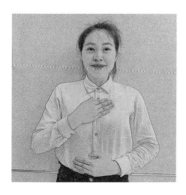

控制呼吸法
本技术将有助于你放松和控制呼吸。

一舒适坐位并有充分的支撑。

一将一只手放置于胸前，另一只手放在腹部。

一仅当闭眼有助于你放松时，你可以闭上双眼（否则保持睁眼）并关注你的呼吸。

一缓慢从鼻子吸气（当无法用鼻子吸气时可以用口吸气）然后从口呼出。

一当吸气时，你会感觉到放置在腹部的手起伏比放在胸部的手起伏更大。

一尝试尽可能让呼吸变得缓慢、放松而流畅。

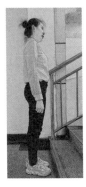 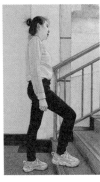

节奏呼吸法

当你需要进行较大体力活动或导致你呼吸急促的活动（例如爬楼梯或爬坡）时，可采用本方法。请牢记，切勿急躁，可以适当休息。

—尝试将某项活动分解成多个更小活动，使其完成起来更轻松，而不会在完成后感到疲倦或喘不过气。

—在需要费力进行某项活动（比如上一级台阶）前先吸气。

—在用力时呼气，比如在爬上一级台阶过程中。

—你会发现用鼻吸气和用口呼气会有所帮助。

问题96： 在病毒感染背景下，肿瘤患者出现胸闷、胸痛怎么办？

肿瘤患者合并病毒感染，如出现胸闷，可以通过减少活动、吸氧或者在医生指导下服用连花清瘟胶囊、金花清感颗粒或者疏风解毒胶囊等药物缓解症状。而肿瘤患者的疼痛，可以发生在身体的特定部位（关节痛、肌痛、头痛、胸痛和腹痛）或蔓延至全身。持续疼痛（持续3个月以上）可能会导致残疾，并影响睡眠、疲劳程度、情绪以及注意力或工作能力。针对胸痛，建议：①可以随餐服用对乙酰氨基酚或布洛芬等非处方镇痛药；②对于非处方镇痛药治疗无效的疼痛，可遵医嘱行其他药物治疗；③彻底消除持续性疼痛可能很难，因此，可将目标设定为使疼痛处于可控范围内，让患者能够保持功能、睡眠良好，并参与必要的日常活动；④良好的睡眠有助于减轻疼痛，如果疼痛干扰了睡眠，可在睡觉的时候服用镇痛药；⑤听放松的音乐或冥想也有助于缓解疼痛；⑥调整日常活动的节奏是控制疼痛的关键之一，温和的运动有助于释放身体内部被称为内啡肽的化学物质，有助于缓解疼痛；⑦疼痛是很常见的症状，克服一些疼痛有助于打破疼痛的恶性循环。不建议患者过度忍痛，以免加重疼痛和疲劳程度〔劳累后不适（post-exertional malaise，PEM）〕。

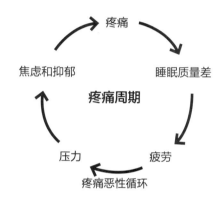

问题97：在病毒感染背景下，肿瘤患者出现心慌、心悸怎么办？

肿瘤患者合并病毒感染，出现心慌症状，一般是由于病毒载量过多、影响体循环、交感神经兴奋等原因引起的。部分患者由于精神紧张或者发热导致交感神经兴奋，增加身体耗氧量，还会出现心悸的情况。建议：①遵医嘱使用连花清瘟胶囊、对乙酰氨基酚片、布洛芬缓释胶囊、抗病毒口服液等药物进行治疗；②居住环境定时通风，适当锻炼，调节生活作息，避免熬夜，保持充足睡眠；③适当进行绘画、阅读等活动，在一定程度上转移注意力，改善紧张情绪；④加强自身营养，多摄入富含蛋白质和维生素的食物，提高机体抗病能力；⑤若心悸症状明显，每分钟心脏搏动持续超过100次或小于60次，或出现不规律搏动，需警惕病毒性心肌炎的发生，建议及时去医院进行检查，以查明病因，并采取措施。除此之外，可询问患者既往有无冠心病、心绞痛、心律失常等相关疾病史，必要时需行心电图、心肌酶、肌钙蛋白、心脏彩超检查，并给予对应治疗措施，警惕诱发急性心肌梗死、心肌缺血。

问题98：在病毒感染背景下，肿瘤患者出现乏力、困倦怎么办？

肿瘤患者合并病毒感染，出现乏力、困倦，通常被描述为一种全面的身体和精神疲倦感。

（1）身体疲劳。全身感到沉重，即使是小的动作也要耗费巨大体力。

（2）精神和认知疲劳。难以思考、集中注意力或接受新信息，记忆和学习受到影响。即使完成日常活动，仍感到精疲力竭。

若患者自觉乏力、困倦不是非常显著时，可以观察病情的变化，适当地活动。若患者全身无力非常突出，则需要卧床休息，改善睡眠，注意是否有缺氧的表现。有缺氧症状，及时给予氧疗。若还伴有其他系统的比较明显的临床表现，需要结合患者整体病情采取相应的治疗措施。一般来说，机体的免疫力在清除病毒后逐渐恢复，乏力、困倦症状有可能会逐渐缓解。

问题99：在病毒感染背景下，肿瘤患者出现红疹、皮肤瘙痒怎么办？

肿瘤患者合并病毒感染后，病毒入侵机体会导致免疫系统受损，身体的部分器官功能下降，除了较常见对呼吸系统和消化系统造成损害外，对皮肤也会造成一定的损害，导致皮肤出现红疹、瘙痒等症状。

（1）症状轻微者，一般无须特殊治疗。注意饮食清淡，多吃苹果、猕猴桃、菠菜等新鲜水果、蔬菜，补充维生素；避免进食辣椒等辛辣食物，以免刺激红疹加重。嘱患者选择宽松、柔软、棉质的衣服，避免衣物摩擦刺激导致红疹加重。

（2）若症状比较严重，可在专业医生指导下外用炉甘石洗剂、糠酸莫米松乳膏、卤米松乳膏等药物，有助于缓解症状。

（3）若红疹出现疼痛症状，则遵医嘱给予患者莫匹罗星软膏、红霉素软膏进行治疗。

（4）必要时遵医嘱给予患者口服抗过敏药物治疗，例如盐酸西替利嗪片、氯雷他定片等。

此外，在抗病毒治疗期间，往往需要服用一些药物，如果患者对药物成分过敏，也可能会引发过敏反应，出现红疹、皮肤瘙痒等症状。因此，肿瘤患者合并病毒感染后出现红疹、皮肤瘙痒，需要鉴别是病毒感染所致还是药物过敏所致。如果是病毒感染导致，可遵医嘱服用连花清瘟胶囊、布洛芬片、疏风解毒胶囊等药物治疗。如果是药物过敏导致，可遵医嘱服用盐酸西替利嗪胶囊、复方氨酚苯海拉明片、氯雷他定片等抗过敏的药物治疗。在治疗过程中，若红疹症状持续加重，甚至出现呼吸困难等严重症状，患者应及时到医院呼吸内科就诊，完善血常规、胸部CT等检查明确诊断并及时治疗。

问题100：在病毒感染背景下，肿瘤患者出现食欲减退怎么办？

　　肿瘤患者合并病毒感染，出现食欲减退，通常与病毒感染后影响消化功能有关，可以通过进食清淡的食物、增加食物的品种以及少吃多餐、适量运动来增加食欲。

　　（1）进食清淡的食物。产生食欲减退现象时，可以进食清淡的食物，清淡的食物既容易消化，还可以避免增加胃肠的负担，如小米粥、大米粥、蔬菜粥等。

　　（2）增加食物的品种。当出现食欲减退时，可以增加食物的品种，除了可以吃新鲜的蔬菜之外，还可以少量添加肉类食物，如瘦肉、鱼肉等，既可以起到补充营养的作用，还可以增进食欲。

　　（3）少吃多餐。可以适当减少每餐的进食量，增加进食的次数，既可以起到补充营养的作用，还能为身体的恢复提供足够的能量。

　　（4）适量运动。根据患者情况制订合理的运动计划，适量进行运动后可以促进机体的血液循环，也可加速新陈代谢，有助于增加食欲。

[1]于学忠, 赵晓东, 朱华栋, 等. 新冠疫情常态化防控形势下急危重症患者急诊预检分诊与救治专家共识[J]. 中国急救医学, 2022, 42(2): 93-94.

[2]张林, 马思玥, 卢洪洲, 等. 新冠肺炎患者收治病区消毒隔离的专家共识[J]. 护士进修杂志, 2020, 35(21): 1959-1963.

[3] 秦慧, 吕琴. 新冠肺炎疫情期间呼吸科防护物资的精细化管理[J]. 卫生职业教育, 2022, 40(18): 150-152.

[4]中山大学附属第一医院新型冠状病毒肺炎救治工作组. 中山大学附属第一医院诊治重症新型冠状病毒肺炎推荐方案(1版)[J]. 中山大学学报(医学科学版), 2020, 41(2): 161-173.

[5]安洪霞, 马建新, 李文静. 经鼻塞吸氧与面罩式湿化给氧在胸科术后护理中的应用对比[J]. 新疆医学, 2012, 42(3): 118-119.

[6]ROCA O, CARALT B, MESSIKA J, et al. An index combining respiratory rate and oxygenation to predict outcome of nasal high-flow therapy[J]. Am J Respir Crit Care Med, 2019, 199(11): 1368-1376.

[7]韩秀娟, 李瑞, 朱虎林, 等. 经鼻高流量湿化氧疗在呼吸衰竭低氧血症患者中的应用及护理[J]. 国际护理学杂志, 2018, 37(7): 999-1001.

[8]李静, 卢喜玲, 白文辉, 等. 经鼻高流量吸氧治疗新冠肺炎患者的集束化护理管理[J]. 齐鲁护理杂志, 2020, 26(8): 123-125.

[9]PEÑUELAS Ó, ESTEBAN A. Noninvasive ventilation for acute respiratory failure: the next step is to know when to stop[J]. Eur Respir J, 2018, 52(2): 1-3.

[10]张洁华. 集束化护理在慢性阻塞性肺疾病急性加重期治疗中的应用效果观察[J]. 中国医药指南, 2021, 19(28): 178-179.

[11]ARTIGAS A, CAMPRUBÍ-RIMBLAS M, TANTINYÀ N, et al. Inhalation therapies in acute respiratory distress syndrome[J]. Ann Transl Med, 2017, 5(14): 1-10.

[12]武汉大学中南医院新型冠状病毒感染的肺炎防治课题组. 新型冠状病毒(2019-nCoV)感染的肺炎诊疗快速建议指南(标准版)[J]. 解放军医学杂志, 2020, 45(1): 1-20.

[13]MATTHAY M A. ECMO in severe acute respiratory distress syndrome[J]. Lancet Respir Med, 2019, 7(2): 106-108.

[14]MUNSHI L, WALKEY A, GOLIGHER E, et al. Venovenous extracorporeal membrane oxygenation for acute respiratory distress syndrome: a systematic review and meta-analysis[J]. Lancet Respir Med, 2019, 7(2): 163-172.

[15]SCHOLTEN E L, BEITLER J R, PRISK G K, et al. Treatment of ARDS with prone positioning[J]. Chest, 2017, 151(1): 215-224.

[16]GATTINONI L, PESENTI A, CARLESSO E. Body position changes redistribute lung computed-tomographic density in

patients with acute respiratory failure: impact and clinical fallout through the following 20 years[J]. Intensive Care Med, 2013, 39(11): 1909-1915.

[17]JOZWIAK M, TEBOUL J L, ANGUEL N, et al. Beneficial hemodynamic effects of prone positioning in patients with acute respiratory distress syndrome[J]. Am J Respir Crit Care Med, 2013, 188(12): 1428-1433.

[18]RHODES A, EVANS L E, ALHAZZANI W, et al. Surviving sepsis campaign: international guidelines for management of sepsis and septic shock: 2016[J]. Crit Care Med, 2017, 45(3): 486-552.

[19]STILMA W, ÅKERMAN E, ARTIGAS A, et al. Awake proning as an adjunctive therapy for refractory hypoxemia in non-intubated patients with COVID-19 acute respiratory failure: guidance from an International Group of Healthcare Workers[J]. Am J Trop Med Hyg, 2021, 104(5): 1676-1686.

[20]LUCCHINI A, MINOTTI D, VANINI S, et al. The "Dolphin" prone position in awake COVID-19 patients[J]. Dimens Crit Care Nurs, 2021, 40(6): 311-314.

[21]中华医学会重症医学分会. 中国成人ICU镇痛和镇静治疗指南[J].中华危重病急救医学, 2018, 30(6): 497-514.

[22]中华医学会重症医学分会重症呼吸学组. 急性呼吸窘迫综合征患者俯卧位通气治疗规范化流程[J]. 中华内科杂志, 2020, 59(10): 781-787.

[23]MALHOTRA A. Prone ventilation for adult patients with acute respiratory distress syndrome[EB/OL].(2021-07-12)

[2021-11-23]. https: //www.uptodate.com/contents/zh-Hans/ prone-ventilation for-adult-patients-with-acute-respiratory- distress-syndrome.

[24]BALL C, ADAMS J, BOYCE S, et al. Clinical guidelines for the use of the prone position in acute respiratory distress syndrome[J]. Intensive Crit Care Nurs, 2001, 17(2): 94-104.

[25]Intensive Care Society. Guidance for: prone positioning in adult critical care [EB/OL]. [2020-09-01]. https://ficm.ac.uk/ sites/ficm/files/documents/2021-10/prone_position_in_adult_ critical_care_2019.pdf.

[26]MACHADO L S, RIZZI P, SILVA F M. Administration of enteral nutrition in the prone position, gastric residual volume and other clinical outcomes in critically ill patients: a systematic review[J]. Rev Bras Ter Intensiva, 2020, 32(1): 133-142.

[27]LINN D D, BECKETT R D, FOELLINGER K. Administration of enteral nutrition to adult patients in the prone position[J]. Intensive Crit Care Nurs, 2015, 31(1): 38-43.

[28]孙杨, 曹岚. 超声胃窦运动指数在俯卧位机械通气患者 肠内营养中的应用[J]. 中国实用护理杂志, 2020, 36(19): 1482-1485.

[29]ATKINS D L, SASSON C, HSU A, et al. 2022 Interim Guidance to Health Care Providers for Basic and Advanced Cardiac Life Support in Adults, Children, and Neonates with Suspected or Confirmed COVID-19: from the Emergency Cardiovascular Care Committee and get with the Guidelines-

Resuscitation Adult and Pediatric Task Forces of the American Heart Association in collaboration with the American Academy of Pediatrics, American Association for Respiratory Care, the Society of Critical Care Anesthesiologists, and American Society of Anesthesiologists[J]. Circ Cardiovasc Qual Outcomes, 2022,15(4): 1-16.

[30]MOSCARELLI A, IOZZO P, IPPOLITO M, et al. Cardiopulmonary resuscitation in prone position: a scoping review[J]. Am J Emerg Med, 2020, 38(11): 2416-2424.

[31]中华人民共和国卫生部. 医疗机构消毒技术规范: WS/T 367－2012[S]. 北京: 中华人民共和国卫生部, 2012.

[32]高晓东, 乔甫, 陈文森, 等. 新型冠状病毒肺炎定点救治医院感染预防和控制专家共识[J]. 中华医院感染学杂志, 2022, 32(21): 3201-3208.

[33]郭莉, 高兴莲, 常后婵, 等. 疑似或确诊新型冠状病毒肺炎患者手术室感染防控专家共识[J]. 中国感染控制杂志, 2020, 19(5): 385-392.

[34]北京市医院感染质量控制和改进中心, 北京市临床麻醉质量控制与改进中心, 北京护理学会. 新型冠状病毒肺炎疫情期间围手术期感染防控措施指引(试行)[J]. 中华医院感染学杂志, 2020, 30(17): 2592-2594.

[35]汤灵宇, 陈顺利, 黄厚强, 等. 新型冠状病毒手术室感染防控管理的最佳证据总结[J]. 中国现代手术学杂志, 2022, 26(4): 241-247.

[36]丁红, 陈旭素, 许立倩, 等. 新型冠状病毒肺炎患者的麻醉护理防控工作建议专家共识[J]. 护理学报, 2020, 27(5): 64-

67.

[37]中国心胸血管麻醉学会围术期感染控制分会"麻醉机内呼吸回路消毒及灭菌"工作组. 麻醉机内呼吸回路消毒及灭菌的指导建议[J]. 中华麻醉学杂志, 2018, 38(12): 1417-1420.

[38]GIWANGKANCANA G, RAHMI A, INDRIASARI, et al. Managing surgical patients with a COVID-19 infection in the operating room: an experience from Indonesia[J]. Perioper Care Oper Room Manag, 2021, 24: 1-9.

[39]CHEN Q, LAN X, ZHAO Z, et al. Role of anesthesia nurses in the treatment and management of patients with COVID-19[J]. J Perianesth Nurs, 2020, 35(5): 453-456.

[40]岑颖, 钱黎明, 张青, 等. 新型冠状病毒肺炎疑似或确诊患者复用医疗器械物品处置流程专家共识[J]. 中华护理杂志, 2020, 55(5): 683-684.

[41]中华人民共和国国家卫生和计划生育委员会. 医院消毒供应中心 第1部分: 管理规范: WS 310.1—2016[S]. 北京: 中华人民共和国国家卫生和计划生育委员会, 2016.

[42]中华人民共和国国家卫生和计划生育委员会. 医院消毒供应中心 第2部分: 清洗消毒及灭菌技术操作规范: WS 310.2—2016[S]. 北京: 中华人民共和国国家卫生和计划生育委员会, 2016.

[43]中国中西医结合学会肿瘤专业委员会. 新型冠状病毒肺炎疫情期间肿瘤患者中西医结合临床管理策略专家共识[J]. 北京中医药, 2020, 39(7): 665-668.

[44]中山大学护理学院, 中山大学附属第六医院, 广东省医学

会消化道肿瘤学分会, 等. 广东省新型冠状病毒肺炎防控下胃肠道肿瘤护理的专家共识[J]. 广东医学, 2020, 41(10): 973-980.

[45]中国抗癌协会肿瘤支持治疗专业委员会, 中国抗癌协会肿瘤临床化疗专业委员会. 新型冠状病毒肺炎疫情期间实体肿瘤患者防护和诊治管理相关问题中国专家共识(2022版)[J]. 中华肿瘤杂志, 2022, 44(10): 1083-1090.

[46]NCCN COVID-19 Vaccination Guide for People with Cancer[S/OL]. (2022-09-22). https://www.nccn.org/docs/default-source/covid-19/covid-vaccine-and-cancer-05.pdf?sfvrsn=45cc3047_2.

[47]NCCN Clinical practice guidelines in oncology: prevention and treatment of cancer-related infections (Version 3.2022) [S/OL]. (2022-10-28). https://www.nccn.org/guidelines/nccn-guidelines.

[48]樊代明. 中国肿瘤整合诊治指南[M]. 天津: 天津科学技术出版社, 2022: 2368.

[49]江振友. 抗肿瘤靶点研究及治疗策略[J]. 中山大学学报(医学版), 2020, 41(1): 7-15.

[50]林桐榆, 于世英, 焦顺昌. 恶性肿瘤靶向治疗[M]. 北京: 人民卫生出版社, 2016: 128-247.

[51]胡夕春, 胡志皇, 王碧芸, 等. 新型冠状病毒肺炎与抗肿瘤药物治疗[J]. 中国癌症杂志, 2022, 32(6): 499-511.

[52]张建锋, 孟泽松, 王贵英. 新型冠状病毒肺炎疫情下的肿瘤免疫治疗的研究进展[J]. 中国肿瘤生物治疗杂志, 2021, 28(9): 942-946.

[53]张宁, 赵红福, 程光惠, 等. 新型冠状病毒病(COVID-19)疫情期间恶性肿瘤高剂量率近距离治疗推荐[J]. 中华放射肿瘤学杂志, 2020, 29(11): 932-936.

[54]孙显松, 侯晓荣, 刘晓明, 等. 新型冠状病毒肺炎疫情防控期间放科的应对策略与思考[J]. 协和医学杂志, 2021, 12(1): 9-12.

[55]晏俊芳, 胡克, 侯晓荣, 等. 2019新型冠状病毒病(COVID-19)疫情期间妇科恶性肿瘤放疗推荐[J]. 中华放射肿瘤学杂志, 2020, 29(9): 730-733.

[56]马佳彬, 甄宏楠, 管慧, 等. 2019新型冠状病毒病(COVID-19)疫情期间放疗患者焦虑抑郁状况分析[J]. 中华放射肿瘤学杂志, 2020, 29(8): 615-618.

[57]新型冠状病毒感染诊疗方案(试行第十版)[S/OL]. (2023-01-05). http://www.gov.cn/zhengce/zhengceku/2023-01/06/5735343/files/5844ce04246b431dbd322d8ba10afb48.pdf.

[58]TARTARONE A, LEROSE R. COVID-19 and cancer care: what do international guidelines say?[J]. Med Oncol, 2020, 37(9): 80.

[59]袁锦辉, 李清松. 新型冠状病毒感染肺炎疫情下肿瘤放疗患者治疗流程及医患防护措施[J]. 现代肿瘤医学, 2020, 28(8): 1407-1409.

[60]林明岳. 新冠肺炎疫情下537例发热伴呼吸道症状患者病因分布及临床特点分析[D]. 广州: 广州医科大学, 2022.

[61]SACK G H Jr. Serum Amyloid A(SAA) Proteins[J]. Subcell Biochem, 2020, 94: 421-436.

[62]LIANG W, GUAN W, CHEN R, et al. Cancer patients in SARS-CoV-2 infection: a nationwide analysis in China[J]. Lancet Oncol, 2020, 21(3): 335-337.

[63]PANDA A, BHALLA A S, GOYAL A. Bronchial artery embolization in hemoptysis: a systematic review[J]. Diagn Interv Radiol, 2017, 23(4): 307-317.

[64]世界卫生组织欧洲区域办事处. 康复指导手册: COVID-19 相关疾病的自我管理(第二版)[S/OL]. (2021-11-29). https:// apps.who.int/iris/handle/10665/349695.

[65]湖北省临床肿瘤学会. 疫情期间肿瘤患者居家生活方式的医学专家建议[S]. 武汉: 湖北省临床肿瘤学会, 2020.

[66]BOSCOLO-RIZZO P, GUIDA F, POLESEL J, et al. Self-reported smell and taste recovery in coronavirus disease 2019 patients: a one-year prospective study[J]. Eur Arch Otorhinolaryngol, 2022, 279(1): 515-520.

[67]HAYASHI Y, WAGATSUMA K, NOJIMA M, et al. The characteristics of gastrointestinal symptoms in patients with severe COVID-19: a systematic review and meta-analysis[J]. J Gastroenterol, 2021, 56(5): 409-420.

[68]MALIK P, PATEL K, PINTO C, et al. Post-acute COVID-19 syndrome (PCS) and health-related quality of life (HRQoL)-A systematic review and meta-analysis[J]. J Mcd Virol, 2022, 94(1): 253-262.

[69]MOEIN S T, HASHEMIAN S M, MANSOURAFSHAR B, et al. Smell dysfunction: a biomarker for COVID-19[J]. Int Forum Allergy Rhinol, 2020, 10(8): 944-950.

[70]NIAZKAR H R, ZIBAEE B, NASIMI A, et al. The neurological manifestations of COVID-19: a review article[J]. Neurol Sci, 2020, 41(7): 1667-1671.

[71]SHANBEHZADEH S, TAVAHOMI M, ZANJARI N, et al. Physical and mental health complications post-COVID-19: scoping review[J]. J Psychosom Res, 2021, 147: 1-15.

[72]VAN KESSEL S A M, OLDE HARTMAN T C, LUCASSEN P LB J, et al. Post-acute and long-COVID-19 symptoms in patients with mild diseases: a systematic review[J]. Fam Pract, 2022, 39(1): 159-167.

[73]TRAN V T, PORCHER R, PANE I, et al. Course of post COVID-19 disease symptoms over time in the ComPaRe long COVID prospective e-cohort[J]. Nat Commun, 2022, 13(1): 1-6.

[74]WENG L M, SU X, WANG X Q. Pain symptoms in patients with coronavirus disease (COVID-19): a literature review[J]. J Pain Res, 2021, 14: 147-159.

[75]ZENG W, QI K, YE M, et al. Gastrointestinal symptoms are associated with severity of coronavirus disease 2019: a systematic review and meta-analysis[J]. Eur J Gastroenterol Hepatol, 2022, 34(2): 168-176.